Impressum:
ISBN: 978-1516835867
2015, 1. Auflage
Coverfoto: istockphotos © DeanDrobot

Mag. Alexandra Stross
Mühlenweg 42
5271 Moosbach
www.alexandrastross.com

Körperwissen einmal anders

Alexandra Stross

Das Lesen dieses Buches ersetzt weder eine ärztliche noch eine psychotherapeutische Behandlung. Die Inhalte sind nicht wissenschaftlich nachgewiesen. Für Schäden aus der Nachahmung der vorgestellten Methoden und Übungen kann keine Haftung übernommen werden.

Inhalt

Einführung

Dieses Buch ist eine Einladung zum Selberdenken wenn es um die Gesundheit geht. Tagtäglich sitzen vor mir intelligente, aufgeklärte und gut ausgebildete Menschen, die sich beim wichtigsten Thema ihres Lebens, nämlich in Sachen Gesundheit, ausschließlich auf die Meinung anderer verlassen. Sie leiden in der Regel schon länger unter irgendwelchen Beschwerden und sind teilweise wirklich verzweifelt, weil sie schon so viele Experten aufgesucht haben. Keiner davon hat es vermocht, sie gesund zu machen, also suchen sie weiter. Nach dem richtigen Arzt, dem richtigen Therapeuten, der richtigen Methode oder der richtigen Tablette. Schließlich landen sie bei mir und ich sage ihnen rundheraus, dass ich an nichts davon glaube.

Auch ich war einmal krank und zwar ziemlich lange. 13 Jahre litt ich an nahezu ununterbrochenen schweren Herzrhythmusstörungen, verbunden mit starken Panikattacken, die schon bald eine chronische Dickdarmentzündung zur Folge hatten. Als Tierärztin und überzeugte Schulmedizinerin tat ich alles, was mir geraten wurde. Ich ließ mich zweimal am Herzen operieren, schluckte alle Arten von Medikamenten, machte Psychotherapie, probierte Homöopathie und Akupunktur und vieles andere mehr. Irgendwann war ich so verzweifelt, dass ich auf den Rat einer Freundin meiner Mutter eine Heilerin aufsuchte. Das sollte mein Leben ändern. Diese Frau legte mir die Hände auf, doch was viel wichtiger war: Sie veränderte meine Einstellung zum Leben. Aufgrund dessen, was sie mir beibrachte, konnte ich mich aus der Opferhaltung erheben und die Verantwortung für mein Leben wieder übernehmen. Ich konnte eine Entscheidung treffen. Die Entscheidung gesund sein zu wollen und das zu tun, was dafür nötig war. Alles veränderte sich, weil ich mich veränderte.

Nachdem ich viele Jahre lang nur gehört hatte, dass ich mit meinen Beschwerden leben müsste, wurde ich so rasch gesund, dass ich meinen Beruf nicht mehr ausüben wollte. Ich wollte das weitergeben, was ich selbst erlebt hatte. Ich begann mich auf dem alternativen Sektor weiter zu bilden. Ich besuchte unzählige Seminare und las Hunderte von Büchern. Ich wollte Erklärungen. Dafür, warum 13 Jahre nichts funktioniert hatte und ich dann plötzlich doch so schnell gesund wurde. Es war mir wichtig, alles genau nachzuvollziehen, um es weitergeben zu können. Ich war aus einer doch recht schlechten Ausgangssituation gestartet. Deswegen war ich sicher, dass es für jeden möglich sein musste, wenn es mir gelungen war.

Seit zehn Jahren begleite ich Menschen mit chronischen Beschwerden auf ihrem Heilungsweg und ich könnte mir nichts Schöneres vorstellen.
Einer der Hauptgründe, warum aus meiner Sicht viele Therapien fehlschlagen ist, dass jede Krankheit eine Einladung zu einer Veränderung ist. Eine Einladung an denjenigen, den sie betrifft. Doch diese Veränderung findet selten beim Therapeuten statt und auch nicht auf dem OP-Tisch. Es ist kein Wunder, dass sich Symptome nach kurzfristiger Besserung schnell wieder einstellen oder nur die Köperstelle wechseln, wenn all die Umstände, die über Jahre hinweg krank gemacht haben, beibehalten werden. Die Veränderung muss im Leben passieren, im Alltag, in der Persönlichkeit.

Das ist nicht immer ganz einfach, vor allem dann, wenn man gesundheitlich nicht auf der Höhe ist. Doch es lohnt sich. Der Weg in dauerhafte und ganzheitliche Gesundheit ist möglich und er ist nach Überwindung der Anfangsschwierigkeiten wunderschön.

Worum geht es in diesem Buch?

In diesem Buch möchte ich Ihnen Wissen über Ihren Körper präsentieren, das Sie vielleicht so noch nicht kennengelernt haben. Mit ziemlicher Sicherheit entspricht es nicht dem, was ihr Arzt Ihnen erzählt und es ist auch nicht das, was ich in meinem Tiermedizinstudium auf der Uni gelernt habe. Warum das so ist, möchte ich im Großen und Ganzen Ihrer Interpretation überlassen. Wir leben ja in einer Zeit, in der langsam aber sicher durchsickert, dass diejenigen, die in unserer Gesellschaft das Sagen haben, womöglich nicht ausschließlich daran interessiert sind, sich fürsorglich um das Wohlergehen und die Interessen der „Kleinen" zu sorgen. Es wäre denkbar, dass das nicht nur für den Bankensektor gilt, sondern dass womöglich auch das Gesundheitssystem eher den Interessen der Industrie dient als uns. Es könnte sein, dass es gar nicht oberstes Bestreben unseres Staates ist, dass wir alle gesund und glücklich 100 Jahre alt werden.

Natürlich ist das nur Spekulation.

Und ich versichere Ihnen, dass es nicht meine Absicht ist, zu hetzen und zu überzeugen. Denn selbst wenn das System korrupt wäre, dann wäre es immer noch unser System, das auch mit uns etwas zu tun hat. Wann immer man die Verantwortung gänzlich abgibt, wird sich jemand finden, der sie übernimmt, womöglich in seinem Sinne. Ich bin grundsätzlich der Meinung, dass wir wieder mehr mitdenken und nachfragen sollten.

Und selbst wenn Sie dem System zu hundert Prozent vertrauen und ganz sicher sind, dass Ihr Arzt immer nach bestem Wissen und Gewissen handelt, dann ist es doch immer noch so, dass Sie in der Regel verschiedene Antworten bekommen, wenn Sie verschiedene Experten befragen. Auch dann, wenn diese Experten aus der gleichen Fachrichtung stammen.

Ich höre das jeden Tag von meinen Kunden: *„Ich war bei so vielen Ärzten und jeder sagt was anderes."*

Deswegen ist es gut, wenn Sie selbst über eine solide Entscheidungsgrundlage verfügen. Vor allem dann, wenn Sie unter körperlichen Beschwerden leiden. Ich möchte Ihnen zeigen, dass es relativ leicht möglich ist zu verstehen, was in Ihrem Körper vorgeht und dass Sie sehr Vieles selbst tun können, um ihn optimal zu unterstützen. Was wir in den Medien und von Experten diesbezüglich oft zu hören bekommen, ist erstens von Konzerninteressen eingefärbt und zweitens oft sehr schwer verständlich. Selbsthilfe fällt da nicht leicht.

Obwohl wir immer bewusster und aufgeklärter werden, sind wir es ausgerechnet in Sachen Gesundheit überhaupt nicht gewohnt, auch selbst aktiv zu werden. Vollkommen passiv geben wir uns den verschiedenen Therapien hin. Dabei weiß man aus der Salutogenese, dass es uns Menschen ein wichtiges Anliegen ist, Prozesse zu verstehen und selbst Einfluss nehmen zu können. Auch die Trauma-Forschung beweist, dass schwierige Lebenssituationen weit besser und schneller verarbeitet werden können, wenn die Möglichkeit zu einem aktiven Umgang damit gegeben war.

Selbst etwas tun zu können gibt Selbstbewusstsein, nimmt Angst und macht unabhängig.

Mit diesem Buch möchte ich Ihnen hierfür eine Grundlage liefern. Wenn ich ganz ehrlich bin, wünsche ich mir sogar, dass sich Ihre Sicht auf das Leben verändert. Dass sie Ihren Körper mit anderen Augen sehen, besser verstehen und mehr lieben können.

Aus eigener Erfahrung und von meinen Klienten weiß ich, dass da meist kein friedliches Miteinander mehr zwischen Körper, Geist und Seele ist, wenn es zu einer Erkrankung kommt. Die klassische Herangehensweise an Symptome ist die umgehende versuchte Unterdrückung. Dadurch wird uns suggeriert, dass hier etwas schief läuft. Das System spielt verrückt und funktioniert nicht mehr so, wie es soll.

Meine Sichtweise ist jedoch eine ganz andere: Ich glaube, dass unser Körper als Teil der Natur immer weiß was er tut und sich bei seinen Reaktionen etwas *„denkt"*. Wenn er ein Symptom produziert, das für Sie unangenehm ist, dann nur deswegen, weil er auf diese Art und Weise wichtigere Funktionen länger aufrecht erhalten kann. Mit anderen Worten ausgedrückt könnte man auch sagen: Jede Krankheit ist ein Versuch des Körpers, die Gesundheit wieder herzustellen. Wie ich das genau meine, werden Sie bei der Lektüre dieses Buches sehr schnell verstehen.

Der Schritt in eine nachhaltige Heilung liegt für mich erstens in der ganzheitlichen Betrachtung des betroffenen Menschen. Auch Geist und Seele müssen in die Therapie mit einbezogen werden. Zweitens halte ich es für essentiell, den Körper in seinen Vorhaben zu unterstützen, anstatt die Beschwerden schnellstmöglich zu unterdrücken.

Wie Sie hierbei vorgehen können, ohne etwas falsch machen zu können, werden Sie genau erfahren.

Wie bereits angedeutet, wird vielleicht die eine oder andere Sichtweise vollkommen fremd für Sie sein. Lassen Sie die Information einfach auf sich wirken und spüren Sie nach, ob etwas Wahres daran sein könnte. Wirklich herausfinden ob es funktioniert, können Sie jedoch nur dann, wenn Sie es ausprobieren. Dazu möchte ich Sie vor allem dann herzlich einladen, wenn sie schon mehrere erfolglose Therapieversuche hinter sich haben.

Ich muss ehrlich gestehen, vor etwa 15 Jahren wäre ich mehr als skeptisch gewesen, wenn mir jemand das erzählt hätte, worüber ich heute schreibe. Nach meinen Erfahrungen am eigenen Körper und denen aus der Arbeit mit unzähligen, teilweise sehr verzweifelten Klienten in mehr als zehn Jahren, bin ich jedoch sehr überzeugt davon.
Natürlich stehe ich mit meiner Herangehensweise nicht alleine da. Was Sie hier lesen werden, können Sie auch anderswo nachschlagen. An den entsprechenden Stellen werde ich immer wieder Hinweise auf andere Autoren einfließen lassen.

Übrigens gibt es für meine Leser und alle anderen Interessierten eine Facebook-Gruppe, in der Sie sich austauschen können und die Möglichkeit haben, Fragen zu stellen. Der Name der Gruppe ist wie der des Buches: *„Körperwissen einmal anders"*.

https://www.facebook.com/groups/871604552902402/?fref=ts

Nun bleibt mir nur, Ihnen viel Freude beim Lesen und interessante Erkenntnisse zu wünschen.

Alexandra Stross, Oberösterreich im April 2015

Körper und Seele

Für die meisten Leute ist es mittlerweile eine Selbstverständlichkeit, dass Seele und Körper miteinander verbunden sind und sich gegenseitig beeinflussen. Tagtäglich spüren wir es ja, dass sich seelische Ungleichgewichte auch auf unser Befinden auswirken. Manchmal kann das sogar recht schnell gehen. Wenn sich empfindliche Menschen zum Beispiel erschrecken, dauert es oft nur wenige Minuten und sie bekommen Durchfall oder es wird ihnen schwindlig. Natürlich funktioniert das Ganze auch andersherum. Wenn Beschwerden auftreten, ist es nicht leicht bei guter Laune zu bleiben.

Doch wie der genaue Zusammenhang zwischen den Ebenen ist und dass man den wechselseitigen Einfluss sogar beweisen und messen kann, ist nur Wenigen bekannt.

Der messbare Verknüpfungspunkt zwischen Körper und Seele ist der sogenannte pH-Wert, also das chemische Milieu. In jedem Gewebe herrscht ein spezifischer pH-Wert der gewährleistet, dass die Funktionen optimal ablaufen können. So ist unser Magen-Milieu sehr sauer, damit die Verdauung klappt, unser Blut ist dagegen leicht basisch bei einem Wert von 7,38 bis 7,42. Die pH-Wert-Skala reicht von 0 – 14. Genau in der Mitte liegt der Wert 7, der als neutral bezeichnet wird. Neutrales, unbehandeltes Wasser hat einen pH Wert von 7. Der Bereich darunter von 0 – 7 wird als sauer bezeichnet, darüber, 7 – 14, als basisch.

Kommt es zu Abweichungen, gehen diese in den allermeisten Fällen in Richtung Übersäuerung, denn die meisten Nahrungsmittel die wir aufnehmen, werden sauer verstoffwechselt. Bei Stress entstehen sogar innerhalb des Körpers Säuren. (Ausführliches zum Thema

Säure-Basen-Haushalt bzw. Entschlackung und Entgiftung finden Sie in meinem Buch *„Natürliches Entgiften – Freiheit für Körper, Geist und Seele“*, Erscheinungsdatum 12/2015)

Das wirklich Interessante ist nun Folgendes: Man hat festgestellt, dass der pH-Wert im Gewebe sinkt, wenn wir einen Konflikt erleiden. In welchem Gewebe genau, richtet sich wiederum nach der Art des Konfliktes.
Nachdem pH-Wert-Verschiebungen nun aber die Funktion beeinträchtigen, ist es leicht verständlich, dass es zu Beschwerden kommen kann, vor allem dann, wenn ein Konflikt über längere Zeit nicht gelöst wird.

Es ist also gesund und sinnvoll, auf seelische Ausgeglichenheit zu achten.

Natürlich kann man nicht verhindern, dass es immer wieder zu Konflikten kommt, aber es empfiehlt sich, sie möglichst schnell zu lösen, damit sich das chemische Gleichgewicht wieder herstellen kann. Weiters erklärt dieser Zusammenhang, warum es bei vielen körperlichen und seelischen Beschwerden eine gute Soforthilfe darstellt, pH-Wert ausgleichend einzugreifen, zum Beispiel durch basische Bäder.

Die so bewiesene unmittelbare Kopplung von Körper und Seele bedeutet, dass eine permanente gegenseitige Beeinflussung stattfindet. Seelisches Ungleichgewicht verursacht körperliche Beschwerden und umgekehrt.
Doch es gibt keine Nachteile, wo nicht auch Vorteile sind. Selbstverständlich ist es auch möglich, diesen Sachverhalt für den Heilungsverlauf zu nutzen.

Aufgrund dieser Zusammenhänge muss es zumindest rein theoretisch möglich sein, jede Krankheit auch dann heilen zu können, wenn man nur auf einer Ebene ansetzt. Ein vollkommen gesunder Körper wird, wie die alten Römer schon sagten, in jedem Fall eine gesunde Seele beherbergen.
Der Praxistest zeigt auch tatsächlich, dass zum Beispiel Entschlackungsmaßnahmen nicht nur physische, sondern auch psychische Symptome lindern können. Es ist nur natürlich, dass gerade die besonders empfindlichen Nervenzellen umgehend auf pH-Wert Verschiebungen reagieren und sozusagen Alarm schlagen. Kein Wunder also, dass in diesen Zeiten, mit dem dazugehörigen Lebenswandel, die nervalen Symptome wie Angststörungen, Hyperaktivität, Depressionen etc. immer mehr zunehmen.

Umgekehrt werden ein komplett klarer Geist und eine reine Seele gar nicht anders können, als einen Körper zu materialisieren, der perfekt funktioniert. Es ist bekannt, dass sich Maßnahmen wie eine Änderung der Lebenseinstellung oder konsequente Meditationspraxis eklatant auf die Gesundheit auswirken. Die schnellsten Ergebnisse werden jedoch erzielt, wenn gleichzeitig auf der materiellen und der seelisch-geistigen Ebene angesetzt wird.

Heilung durch Unterstützung des Körpers und die Veränderung der inneren Haltung

Mein Ansatz in der Praxis ist deshalb der, zunächst die Körpersymptome genau zu deuten und gemeinsam mit dem Betroffenen herauszufinden, welche Botschaft die Beschwerden übermitteln und zu welcher Art von Veränderung sie demnach einladen. Anschließend erstelle ich für jeden Kunden ein individuelles Schritt-für-Schritt-Programm in schriftlicher Form, das ihm die praktische Umsetzung dieser Veränderung ermöglicht. Beginnend mit ganz kleinen Schritten, die problemlos in den Alltag integriert werden können und die die Grundlage für spätere größere Schritte bilden.

Man muss dabei sehr einfühlsam vorgehen, denn dieser Prozess fällt immer schwer. Allein schon weil uns eine Instanz in unserem Hirn eindringlich davor warnt, Dinge anders zu tun als gewohnt. Auch dann wenn die alte Gewohnheit eine schlechte ist.

Nichtsdestotrotz ist die Umstellung notwendig.

Doch bitte nicht missverstehen: Das bedeutet nicht, dass Sie Ihren Job kündigen oder sich gar scheiden lassen müssen, wenn Sie chronische Symptome haben. Der Wandel muss nicht im Außen erfolgen. In der Regel reicht es völlig, eine andere innere Haltung zu den äußeren Bedingungen einzunehmen.

Zweitens ist es natürlich wichtig, den Körper optimal zu unterstützen. Sehr oft ist es hilfreich pH-Wert-regulierend einzugreifen, also Entsäuerungsmaßnahmen einzuleiten. Diese führt der Klient allerdings nach eingehender Beratung zu Hause durch. Über eine Stimulation der Meridianenden und Akupunkturpunkte, werden die Selbstheilungskräfte angeregt. Auch das kann jeder selbst problemlos schaffen.
Übrigens spielt es überhaupt keine Rolle, ob der Kunde persönlich vor mir sitzt. Mittlerweile führe ich etwa 80 Prozent der Gespräche über Skype.

Für viele hört sich das sehr einfach an und das ist es im Grunde ja auch. *„Ist das alles?“* werde ich oft gefragt. So ein Genesungsprozess ist schließlich eine komplexe Angelegenheit und die größte Chance auf Erfolg besteht dann, wenn die Maßnahmen ebenso hochkompliziert sind. Ganz klar, dass nicht einmal daran zu denken ist, sie dem Patienten verständlich zu erklären, geschweige denn, ihm die Durchführung zu überlassen. So wird es uns zumindest oft vermittelt. Selbsthilfe wird ungern gesehen, Nachfragen und Mitreden erst recht. Eine Vorgehensweise mit weitreichenden Folgen: Abhängigkeiten, ein weiteres Absinken des durch die Krankheit ohnehin angeknacksten Selbstwertes und ganz viele Ängste.

Natürlich kann man über die Maßnahmen der Medizin unterschiedlicher Meinung sein. Die Anhänger der klassischen Therapien sind allein durch die Massenmedien nach wie vor bedeutend in der Überzahl und es werden tatsächlich Viele geheilt. Vielleicht wegen, vielleicht auch trotz der Medizin. Und auch wenn die alternativen Methoden zweifelsohne auf dem Vormarsch sind, ist es doch immer noch so, dass sie hauptsächlich dann in Anspruch genommen werden, wenn die Schulmedizin wiederholt versagt hat. Weit mehr als neunzig Prozent meiner Kunden haben eine jahrelange Odyssee von Pontius zu Pilatus hinter sich.

Ist es nicht verwunderlich, dass die alternative Therapie in ganz vielen Fällen sogar dort noch etwas bewirken kann, wo angeblich keine Chance auf Heilung besteht?

Auch einen weiteren deutlichen Vorteil kann man der ganzheitlichen Herangehensweise nicht absprechen: Wenn man die Geheilten beider Lager befragt, tragen diejenigen, die bei einer chronischen oder schwereren Erkrankung durch die Schulmedizin genesen sind, weiterhin eine tiefe Angst vor dem Zurückkehren der Symptome in sich.

Menschen wie ich und meine Klienten, die den Auftrag angenommen haben, den das Leben über die Krankheit erteilt hat, gehen gestärkt aus der Krise hervor. Sie sind selbst aktiv geworden, haben sich verändert und brauchen keine Angst vor einem Rezidiv zu haben. Wer einmal den Weg kennt, wird ihn immer wieder finden. Sich wahrscheinlich aber gar nicht wieder verirren.

Aktiv eingreifen und die Weisheit der Natur nutzen

Ich habe bereits erwähnt, dass ich es aus mehreren Gründen für phänomenal wichtig halte, dass der Betroffene die Möglichkeit hat, selbst aktiv zu werden. Die Erfahrung gibt mir Recht und sie zeigt mir, dass Heilung viel einfacher ist, als wir es uns oft vorstellen. Das Leben und die Natur sind einfach und überaus logisch. Man braucht keinesfalls ein jahrelanges Studium, um die Reaktionen des Körpers verstehen und ihn optimal unterstützen zu können. Sehr Vieles passiert von ganz alleine, wenn man nicht unterdrückend eingreift.

Blicken Sie doch nur einmal dort wo Sie sich jetzt gerade befinden aus dem Fenster. Wo ist die Natur komplett aus den Fugen geraten? Dort wo man sie sich selbst überlassen hat oder wo der Mensch viel zu viel eingegriffen hat?

Es ist mir nicht ganz klar, warum sich Viele immer noch für schlauer halten als die Natur und die göttliche Ordnung. Unsere zerstörte Umwelt und die Tatsache, dass die meisten von uns unglücklich oder sogar krank sind, spricht eine deutliche Sprache.

Ich bin felsenfest davon überzeugt, dass alle natürlichen Reaktionen sinnvoll sind, selbstverständlich auch die unseres Körpers. Doch wie ist das zu verstehen? Welchen Sinn haben Phänomene wie zum

Beispiel das Wachstum von Tumoren, die nicht nur höchst unangenehm sind, sondern sogar zum Tod führen können?

Dreifache Sinnhaftigkeit

Zunächst einmal gibt es einen Sinn auf der materiellen Ebene. Die überwiegende Mehrheit aller Symptome ist eine Regulationsreaktion. Die genauen Zusammenhänge sind Inhalt des übernächsten Kapitels. Unmittelbar anschließend möchte ich Ihnen zeigen, wie Sie die Botschaft eines Krankheitsbildes auf der seelisch geistigen Ebene herausfinden können. Anhand der Betrachtung von beiden Bedeutungen, also der körperlichen und der seelisch-geistigen, ergibt sich bereits ein relativ umfangreiches Gesamtbild, warum sich die Beschwerden beim Betroffenen entwickelt haben. Für eine genaue Entschlüsselung ist ein ausführliches persönliches Gespräch erforderlich, aber trotzdem gibt es eine Menge Zusammenhänge, die sich ohne weiteres generalisieren lassen. Nach den Grundinformationen über die Deutung in den beiden Folgekapiteln, gehen wir quasi in die Praxis und wenden uns Fallbeispielen zu.

Ganz am Schluss sprechen wir dann noch über den sogenannten höheren Sinn, den es sicher nicht bei jeder Grippe gibt, in jedem Fall aber dann, wenn es sich um eine schwerere oder längere Erkrankung handelt.
Der höhere Sinn geht über die persönlichen Interessen hinaus, da ja immer auch andere davon profitieren, wenn ein Heilungsweg erfolgreich endet. Hierbei denke ich nicht nur an Familienmitglieder oder Arbeitskollegen, sondern auch an Menschen, die den Betroffenen gar nicht persönlich kennen müssen.

Sehr oft weisen Beschwerden nämlich auch auf ein nicht gelebtes Talent oder sogar eine Lebensaufgabe hin, die noch gelebt werden will.

Die seelisch-geistige Bedeutung von Symptomen herausfinden

Zu Beginn des Kapitels möchte ich einfach frech eine Behauptung aufstellen und im Anschluss erklären, wie ich das meine. Ich behaupte:

Ein Symptom gleicht das System wieder aus.

Hierzu bekommen Sie gleich meine absolute Lieblingsgrafik geliefert.

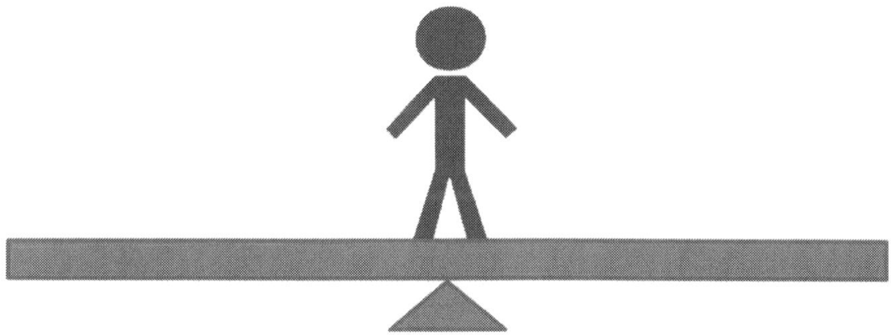

Sie sehen einen Menschen, der auf einer Wippe steht, also auf einem Brett, das nur an einer Stelle unterstützt ist und das hin und her wippen kann. Er steht in der Mitte, weil wir davon ausgehen, dass er seine Mitte gefunden hat. Er ist in sich ausgeglichen. Man hört derartige Sätze relativ häufig, doch was ist eigentlich damit gemeint?

Was bedeutet es, seine Mitte zu finden?

Ganz einfach: Unser Männchen A, nennen wir ihn Alf, ist weder geizig noch verschwenderisch, er gönnt sich und anderen gerne etwas, aber alles in einem vernünftigen Rahmen. Er weiß auch, wann es genug ist. Er hält seine Dinge in Ordnung, aber er ist kein Pedant. Klar, dass er auch mal fünfe gerade sein lassen kann. Er arbeitet gerne, achtet aber auch auf Ruhepausen und nimmt sich Zeit für seine Familie und seine Hobbies. Er kann sich zur Wehr setzen wenn´s drauf ankommt, aber niemals wäre er grundlos aggressiv. Anderen hilft er gerne, aber nur dann, wenn es auch für ihn passt. Wenn er keine Lust hat zu tun worum er gebeten wird, sagt er einfach *„Nein"*. Für seine Frau ist er ein einfühlsamer und zärtlicher Partner, trotzdem klammert er nicht. Er lässt ihr Raum für ihre Entfaltung und unterstützt sie wo er kann. Mit liebevoller Strenge gibt er seinen Kindern stets eine klare Linie an der sie sich orientieren können, traut ihnen aber auch zu, selbst Entscheidungen zu treffen. Seine Gesundheit ist robust, aber zweimal im Jahr hat er eine Grippe. Dann legt er sich ins Bett und kuriert sich so richtig aus. Er kommt mit allen gut aus. Wenn jemand nicht seiner Meinung ist, kann er das problemlos akzeptieren. Gerne lernt er auch von anderen dazu.

Ich könnte noch viel über Alf erzählen, aber ich denke, Sie können sich bereits ein recht gutes Bild von ihm machen. Alf ist eben ein ganz normaler Mensch. So wie Sie und ich.

Oder etwa nicht?

Alfs bester Freund ist unser Beispielmännchen B. Nennen wir ihn Bert.

Die beiden kennen sich schon lange. Früher sind sie oft gemeinsam zum Fischen gegangen, jetzt aber nicht mehr so häufig, denn Bert hat Stress im Job. Eigentlich seit Jahren schon und es wird immer schlimmer. Sein Chef halst ihm viel zu viel auf und er möchte sich nicht unbeliebt machen. Viel zu lange schon wartet er auf die fällige Beförderung, also strengt er sich an. Obwohl er findet, dass die Kollegen weniger arbeiten und mehr Anerkennung bekommen. Seine Frau kann das nicht verstehen, sie ist es Leid, sich immer nur vertrösten zu lassen. Schon fast zwei Jahre lang war da keine Zeit mehr für einen gemeinsamen Ausflug mit den Kindern oder einen romantischen Abend. Auch bei den alltäglichen Erledigungen kann sie nicht auf seine Hilfe zählen. Früher hat er gemeinsam mit ihr den Wochenendeinkauf erledigt oder ist auch einmal statt ihr zum Elternabend gegangen. Das gibt es schon lange nicht mehr. Wenn er zu Hause ist, ist er chronisch schlecht gelaunt und reagiert gereizt auf die Kinder. Wenn sich die viele Arbeit wenigstens auszahlen würde, doch gegen Monatsende wird es immer knapp.

Natürlich merkt Bert, dass es ihr nicht gut geht. Aber er kann es ja nicht ändern. Was soll er denn noch alles machen? Schließlich sieht auch keiner, wie es ihm geht. Ständig ist er müde und wenn er wirklich mal ein paar Tage frei hat, was selten genug vorkommt, wird er garantiert krank und kann sich wieder nicht erholen. Und dann ist da auch noch die Sache mit Alf. Sie sehen sich ja nicht mehr oft, aber irgendwie ist die Freundschaft für Bert zur Belastung geworden. Wenn sie sich länger nicht sehen, hat Bert ein schlechtes Gewissen, doch die Treffen machen ihm auch keinen Spaß mehr. Es ist einfach nicht mehr wie früher. Alf ist immer gut gelaunt und alles scheint in seinem Leben rosarot zu sein. Das nervt. Entweder wird der Kerl immer naiver oder er sagt schlicht und einfach nicht die Wahrheit. Jedenfalls stimmt da etwas nicht. Naja, irgendwann werden sich die Dinge schon auflösen.

Auch für Berts Situation habe ich zur Verdeutlichung eine kleine Grafik angefertigt.

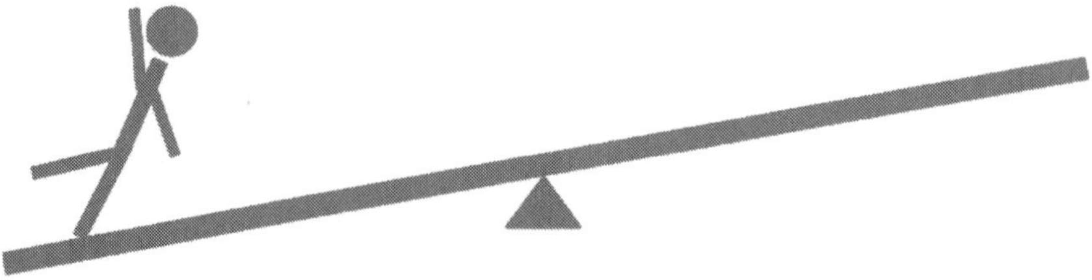

Er ist dabei den Halt zu verlieren, weil er sich auf seinem Brett zu weit von der Mitte entfernt hat und es gekippt ist. Er ist in vielen Bereichen seines Lebens einseitig geworden. Hat auf Entspannung verzichtet und nur gearbeitet, sich nicht mehr für andere interessiert, sich in der Arbeit ums Nein-Sagen gedrückt und immer nur ausgehalten. Die entstehenden Probleme hat er bestmöglich ignoriert und so hat sich das Ungleichgewicht nach und nach auf alle Lebensbereiche ausgebreitet.

In seiner Mitte zu sein, so wie Alf, bedeutet: mit beiden Seiten der Medaille zurecht zu kommen. Frei zu sein und je nach Situation und Tagesverfassung zwischen den Alternativen wählen zu können. Eben nicht immer *Ja* sagen zu müssen oder sich selbst nur dann zu ertragen, solange man Leistung erbringt.

Probleme durch Einseitigkeit

Das Leben in unserer sogenannten polaren Welt bietet uns in der Regel zwei Alternativen. Aktivität oder Passivität, gut oder schlecht, heiß oder kalt, reich oder arm. Wann immer man geistig unflexibel geworden ist, eine der beiden Möglichkeiten verurteilt und immer auf die gleiche Art reagiert, beginnt das Brett zu kippen. Man merkt es daran, dass Probleme auftauchen, bloß wird der Zusammenhang selten hergestellt und weiter in eine Richtung marschiert. Der Witz dabei ist, dass die Betroffenen sich so verhalten, weil sie die Situation kontrollieren wollen. Sie haben sich teilweise recht umfangreiche Begründungen zurecht gelegt, warum die Dinge so und nicht anders erledigt werden müssen und unterscheiden streng zwischen Richtig und Falsch. In Wahrheit kontrollieren sie gar nichts mehr, weil sie die freie Entscheidung über ihre Reaktionen verloren haben. Bert kann gar nicht mehr *Nein* sagen. Er ist felsenfest davon überzeugt, dass es nicht gut für ihn wäre und so lässt er sich ganz automatisch immer noch mehr aufladen. Es geht ihm dabei nicht gut. Noch viel schlimmer ist aber: würde er Nein sagen, ginge es ihm noch schlechter, weil er ein schlechtes Gewissen hätte. Eigentlich gibt es für ihn also keinen Ausweg mehr. Die Weichen sind seit langem schon gestellt. Was er auch tut, er wird sich schlecht fühlen.

Menschen wie er suchen dann in der Regel die Schuld im Außen. Sie sehen sich als Opfer ihrer rücksichtslosen Mitmenschen, in Wahrheit sind sie aber nur das Opfer ihrer eigenen Verhaltensmuster geworden.

Bei Alf haben wir die umgekehrte Situation. Er kann frei wählen und fühlt sich immer gut. Er kann problemlos *Nein* sagen und auch wenn er mal *Ja* sagt, obwohl er gar nicht so große Lust hat, bricht ihm kein Zacken aus der Krone. In Wahrheit spielt ja alles gar keine so große Rolle. Es zählt nur, wie wohl man sich in der eigenen Haut fühlt.

Wie verhalte ich mich richtig?

Eine der Fragen, die mir am häufigsten gestellt werden ist: *„Was ist das richtige Verhalten in dieser und jenen Situation?“* Die Enttäuschung ist meist groß wenn ich sage, dass es kein Richtig und kein Falsch gibt. Alf und Bert zeigen es uns. Was im Außen passiert, ist nicht ausschlaggebend. Bert fühlt sich mit allem was er tut schlecht, Alf gut.

Welche Entscheidung Sie auch immer treffen, wenn Sie dahinter stehen, wird sie sich als gut erweisen. Wenn nicht, ist sie garantiert falsch.

Wie glauben Sie geht die Geschichte mit Bert weiter?

So wie ich ihn einschätze, wird er noch eine Weile genauso weiter machen und seine Probleme werden sich zuspitzen. Der Druck ist wahrscheinlich noch nicht groß genug für ihn, um etwas zu verändern. Außerdem wüsste er auch nicht, was er verändern sollte. Er versteht nicht, warum es ihm nicht gelingt, ein glückliches und zufriedenes Leben zu führen und Anerkennung für seine Bemühungen zu bekommen. Er kann nicht erkennen, dass es wesentlich sinnvoller wäre, seinen Weg zu korrigieren, weil er ihn nicht ans Ziel führt. Stattdessen geht er ihn immer wieder und bemüht sich noch ein bisschen mehr dabei.

Das Leben sorgt automatisch für Balance

Das ist eine menschliche Eigenart, mit der Bert nicht alleine dasteht. Angeblich war es Einstein, der Dummheit so definiert hat, etwas auf die gleiche Art wieder und wieder zu tun und sich ein anderes Ergebnis dabei zu erwarten. Wir alle tun das recht regelmäßig. Gott sei Dank greift das Leben aber helfend ein, wann immer wir zu sehr ins Ungleichgewicht geraten und das Brett gefährlich schief hängt. Es wirft quasi einen Stein auf die andere Seite und wir empfinden einen

Ruck, der manchmal recht schmerzhaft sein kann. Wie im Yin-Yang-Symbol dargestellt, strebt alles nach Ausgewogenheit. Deshalb werden auch wir ins Gleichgewicht gezwungen, wenn wir es nicht freiwillig herstellen.

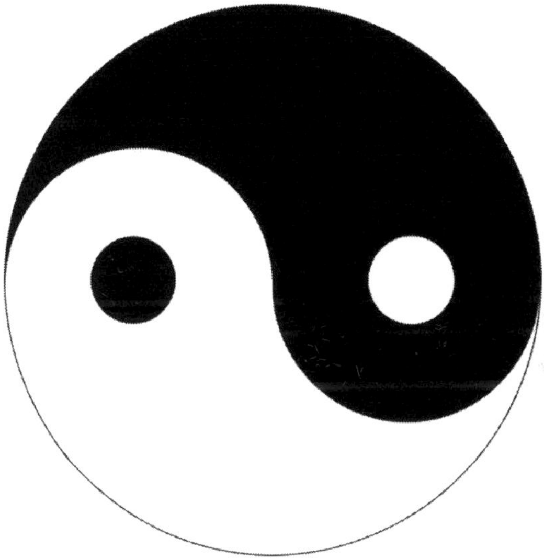

Der Ausgleich erfolgt in der Regel über einen Körper. Entweder über den eines Mitmenschen oder über unseren eigenen. Im Falle von Bert könnte das zum Beispiel bedeuten, dass er eine Krankheit bekommt, die ihn daran hindert, auf diese Art und Weise weiter zu arbeiten. Einen Teil der Korrektur übernehmen mit hoher Wahrscheinlichkeit jetzt schon seine Kollegen für ihn, die ihn damit zur Weißglut bringen, dass sie sich überhaupt nicht anstrengen. Sie stehen also auf der anderen Seite seines Brettes und balancieren ihn aus.
Es ist kein Zufall, dass sich Gegensätze oft anziehen, wie der Volksmund so schön sagt. Es ist reine Physik.

Wenn sie sich in Ihren eigenen Beziehungen oder in denen Ihres Umfelds einmal genauer umsehen, werden Sie viele interessante Beispiele für gegenseitigen Ausgleich finden können.

Ist jemand besonders geizig, hat er oft eine verschwenderische Ehefrau. Sind beide Eheleute geizig, übernehmen den verschwenderischen Part entweder andere Familienmitglieder oder äußere Umstände wie Autopannen oder Steuernachzahlungen, die dafür sorgen, dass das Geld nicht nur hinein, sondern auch hinausfließt.

Ausgleich durch Krankheit oder Mitmenschen

Ganz viele Beziehungsprobleme lassen sich über das Verständnis dieses sogenannten Polaritätsprinzips ganz leicht lösen. Wenn einer von beiden auf dem Brett freiwillig näher zur Mitte rückt, muss der andere nachfolgen. Wenn die pedantische Ehefrau lernt, die Socken liegen zu lassen, werden sie irgendwann weggeräumt. Zumindest dann, wenn sie geistig die Verantwortung dafür auch wirklich abgegeben hat.

Im Krankheitsfall sorgen die Symptome dafür, dass das ins Leben zurückgebracht wird, was nicht freiwillig integriert wurde. Zum Beispiel die Erholung, das Loslassen, das Kontrolle abgeben, das um Hilfe bitten, das Schwäche zeigen und Vieles andere mehr. Jedes Krankheitsbild, bringt in vielerlei Hinsicht die Balance zurück. Je ehrlicher man zu sich selbst ist, umso mehr kann man herausfinden. Wie der Betroffene selbst ausdrückt was ihm fehlt, gibt oft schon sehr deutliche Hinweise. Und ist es nicht interessant, dass der sprachliche Ausdruck den Sachverhalt total trifft? Jemandem fehlt etwas und das Symptom bringt es ihm zurück oder macht ihn zumindest in aller Deutlichkeit darauf aufmerksam, dass hier etwas vergessen wurde.

Dr. Rüdiger Dahlke als Vorreiter in der Krankheitsdeutung

Der Erste, der meines Wissens diese Zusammenhänge bekannt gemacht hat, war der Arzt Dr. Rüdiger Dahlke. Bereits in den Achtzigern hat er gemeinsam mit Thorwald Dethlefsen das Buch *„Krankheit als Weg"* veröffentlicht, das nach wie vor brandaktuell und höchst empfehlenswert ist. Von ihm stammt eine Frage, die Ihnen wertvollen Aufschluss geben wird, wenn Sie unter Symptomen leiden und wissen wollen, in welcher Richtung deren Botschaft zu suchen ist:

„Wozu zwingen Sie die Symptome und wovon halten sie Sie ab?"

Diese Frage ist so wichtig, dass sie nicht in zwei Minuten beantwortet werden sollte. Schreiben Sie sie am besten auf einen Zettel, hängen Sie ihn an eine Stelle Ihrer Wohnung an der Sie ihn oft sehen und lassen Sie die Frage Ihre Wirkung entfalten. In den kommenden Tagen und Wochen wird Ihnen sicher einiges dazu einfallen. Es empfiehlt sich, wahllos alles festzuhalten was kommt. Das eine oder andere wird Ihnen völlig blödsinnig vorkommen oder viel zu banal und unbedeutend. Egal, schreiben Sie es auf. Auch die so entstandene Stichpunktliste können Sie ruhig immer mal wieder auf sich wirken lassen. Ich bin sicher, dass Sie mit etwas Geduld eine Menge interessanter Dinge über sich herausfinden werden, die Ihnen dabei helfen können, wichtige Schritte in Richtung einer nachhaltigen Gesundheit zu gehen.

Gesundheit durch freiwilligen Ausgleich

Das, wozu die Krankheit zwingt, sollte freiwillig getan werden. Erst dann ist ihr Zweck erfüllt und sie kann gehen. Fördern die Symptome also zum Beispiel die schwache Seite zu Tage, ist das eine Einladung, genau diese stärker zu leben. Ich würde dem Betroffenen also raten, sich auch mal bewusst schwach zu zeigen. Ziemlich sicher wird ihm das sehr schwer fallen, denn er steht ja nicht umsonst wie festgenagelt auf einer Seite der Wippe, sondern deswegen, weil er das gegenteilige Prinzip zutiefst verurteilt. Womöglich glaubt er sogar, er hätte gar keine schwache Seite, was natürlich Blödsinn ist, denn im Sinne des Yin Yang ist immer alles in uns angelegt. Und das, was auf geistig-seelischer Ebene nicht sein darf, kommt eben über den Körper zurück.

Die gute Nachricht ist, dass man nur zu üben braucht, es in Zukunft anders zu machen. Man darf sich allerdings nicht überfordern, sondern sollte bei den Dingen im Alltag beginnen, die nicht allzu schwer fallen.
Öfter mal jemanden um einen kleinen Gefallen bitten, fragen, wenn man nicht weiter weiß oder einen Fehler eingestehen. Vielleicht Personen gegenüber, die man gar nicht kennt oder denen man stark vertraut.
Nach und nach kann man sich dann auch an heiklere Themen wagen, die wirklich Überwindung kosten, denn genau darin liegt der Schatz begraben.
Womöglich also in der Arbeit einen Verantwortungsbereich an den Erzrivalen abgeben oder so etwas in der Art. Sehr oft liegt die Heilung genau in den Dingen, bei denen einem schlecht wird, wenn man nur daran denkt.

Demzufolge ist es nicht immer ganz leicht, das eigene Krankheitsbild wirkungsvoll zu deuten. Im eigenen System herrscht oft erstaunliche Betriebsblindheit. Auch bei den eigenen Kindern fällt es manchmal schwer, sich ehrlich einzugestehen, um welches Thema es geht. Ein neutraler Blick von außen kann sehr, sehr hilfreich sein.

Und für die Übungspraxis empfiehlt es sich, zunächst eher auf die anderen zu sehen. Bei der Tante Erna, bei den Eltern oder auch beim Ehepartner erkennt man relativ schnell, welche Ungleichgewichte hier angezeigt oder ausgeglichen werden.

In der Praxis passiert es mir oft, dass meine Deutung zunächst auf heftige Gegenwehr stößt. Gerade das gibt mir aber schon den klaren Hinweis, dass ich so falsch nicht liegen kann. Eine Fehlinterpretation löst nämlich viel wahrscheinlicher verständnisloses Kopfschütteln und völlige Gleichgültigkeit aus als Widerstand. Ich bitte meine Klienten dann einfach, die Information einmal mit nach Hause zu nehmen, sacken zu lassen und sich einzufühlen, ob nicht doch was Wahres dran sein könnte. In der Regel wird mir in der nächsten Sitzung dann berichtet, dass demjenigen durchaus einiges dazu eingefallen ist.

Der Leidensdruck als Maß für die notwendige Veränderung

Um meinen Klienten also eine Strategie mit konkreten praktischen Übungsvorschlägen zur aktiven Lösung ihres Problems erstellen zu können, mache ich mich immer zunächst auf die Suche nach eingetretenen Ungleichgewichten in den verschiedenen Lebensbereichen. Der herrschende Leidensdruck gibt mir hierbei einen klaren Hinweis auf deren Umfang, stärker noch als die Beschwerden selbst.

Es kommt vor, dass das gleiche Symptom zwei Menschen ganz unterschiedlich stark belastet. Stellen Sie sich zum Beispiel ein 16 jähriges Mädchen vor, das die Hand voller Warzen hat und dagegen einen 70 jährigen Mann mit dem gleichen Problem. Klar, dass ich mich bei dem Mädchen auf die Suche nach einem umfangreicheren Konflikt umsehen werde, damit hier eine optimale Lösung gefunden werden kann.

Ist der Druck also groß, geht es womöglich sogar um Leben und Tod, wird mit Sicherheit Vieles verändert werden müssen.

Im dritten Teil werden wir anhand unzähliger praktischer Beispiele verschiedenste Krankheitsbilder deuten. Vorher möchte ich Ihnen aber noch einige Grundinformationen über die Bedeutung von Krankheiten auf der materiellen Ebene erläutern, die Sie so vielleicht noch nie gehört haben.

Warum Symptome für unseren Körper wichtig sind

Auch wenn ich immer betone, dass ich in meiner Arbeit keine wissenschaftlichen Inhalte, sondern in erster Linie meine Erfahrung und meine Meinung vertrete, habe ich mir die Inhalte nicht selbst ausgedacht.
Das worüber ich in diesem Kapitel schreibe, habe ich den Büchern von Dr. Ryke Geerd Hamer übernommen und einem Seminar über die sogenannte Neue Medizin, das ich vor vielen Jahren besucht habe. Auch die Inhalte der Neuen Medizin gehen auf Dr. Hamer zurück. Ich habe sie nicht unüberlegt übernommen, sondern in vielen Jahren der Praxisarbeit überprüft. Das Ergebnis war wirklich beeindruckend.

Die Forschungen von Dr. Ryke Geerd Hamer

Ursprünglich bezogen sich Hamers Forschungen auf die Krebserkrankung, aus meiner Sicht können sie aber auch auf andere Erkrankungen übertragen werden. Ich gebe sie hier vereinfacht und auch leicht abgewandelt wieder. Ryke Geerd Hamer ist vor allem in Österreich sehr bekannt. 1995 wurde er im Zusammenhang mit dem Krebskind Olivia in allen Medien als Betrüger und dubioser Wunderheiler verrissen. Was meistens nicht erwähnt wurde war, dass er Arzt ist und sich viele Jahren intensiv der Krebsforschung gewidmet hat. Seine revolutionären Forschungen reichte er als Habilitation an der Universität ein, woraufhin ihm in weiterer Folge die Approbation entzogen wurde. Womöglich deswegen, weil die Ergebnisse nicht mit den Interessen der Pharma-Industrie konform gingen.

Ich bin kein Fan seiner Person. Mit seinen Äußerungen erfüllt er tatsächlich so manches Wunderheiler-Klischee und in den letzten Jahren vertritt er scheinbar zudem antisemitische Standpunkte, die ich nicht teile. Mich beeindruckt lediglich die Plausibilität der von ihm dargestellten und von mir leicht abgeänderten und vereinfachten Zusammenhänge. Es geht dabei um die Verknüpfung zwischen Seele und Körper und die zeitlichen Aspekte der Krankheitsentstehung. Entscheiden Sie selbst, was Sie davon halten.

Grundsätzlich gibt es ja immer einen Zusammenhang zwischen einer Symptomatik und einem seelischen Konflikt aufgrund der dadurch ausgelösten pH-Wert-Änderung im Gewebe. Gehen wir also davon aus, ein Mensch, zum Beispiel Bert, erleidet einen Konflikt. Er ist tief betroffen darüber, dass einer seiner Kollegen, den er als inkompetent und unzuverlässig erachtet und der erst wenige Jahre in der Firma ist, einen Posten erhält, für den er sich selbst beworben hatte.

Als Reaktion auf diesen Schock durchläuft Bert eine sogenannte **konfliktaktive Phase**. Eine Zeitspanne, in der er sich ununterbrochen Gedanken über den Vorfall macht und seelisch leidet. Er ist aufgewühlt, kann sich kaum konzentrieren und noch weniger entspannen. Nachts liegt er wach und wechselt zwischen Selbstmitleid und geistigen Schimpftiraden über den nichtsnutzigen Kollegen, die unfähige Chefetage und die ungerechte Welt. Wenn seine Frau versucht ihn aufzubauen, indem sie ihm die positiven Aspekte vor Augen hält, macht sie es nur noch schlimmer. Was für ein Vorteil, mehr Zeit für die Familie zu haben, wenn er dafür als Versager dasteht.

Die Vorgänge im Körper in der konfliktaktiven Phase

Doch was passiert in seinem Körper? Dadurch, dass er unter Stress steht, ist der **Sympathikus** aktiv. Das ist der Teil des vegetativen Nervensystems, der für die sogenannte **Kampf- und Fluchtreaktion** zuständig ist.

Evolutionsbiologisch hat Stress für unser System ja nicht bedeutet, dass wir kritisiert werden oder von unserem Arbeitspensum überfordert sind. Wir waren täglich mit viel existenzielleren Bedrohungen konfrontiert, mussten unser Essen jagen, unser Revier verteidigen und womöglich sogar gegen wilde Tiere kämpfen. Die Körperreaktionen, die der Sympathikus heute immer noch auslöst, sorgen dafür, dass wir in dieser Phase über enorme Leistungsfähigkeit verfügen. Der Puls und der Blutdruck werden erhöht und die Durchblutung konzentriert sich auf die lebenswichtigen Organe, während Hände und Füße unter Anspannung eher kühl bleiben. Die Pupillen weiten sich, um optimale Sicht zu gewährleisten. Der Appetit ist gedrosselt und an Entspannung und Schlaf ist kaum zu denken.

Unter ursprünglichen Lebensbedingungen stellte das überhaupt kein Problem dar, doch heutzutage ist es fast schon normal, nicht nur minuten- oder stundenlang, sondern oft über Wochen und Monate, womöglich gar dauerhaft unter Stress zu stehen. Durch die veränderte Durchblutungssituation, die herabgesetzte Nahrungsaufnahme und die unzureichenden Erholungsphasen kommt es daher zu Versorgungsproblemen und zu einem vermehrten Absterben von Zellen.

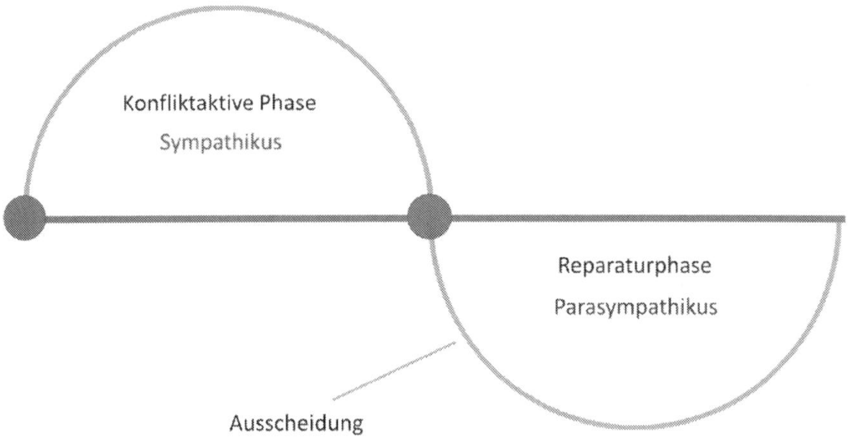

Irgendwann ist es dann aber so weit, dass der Konflikt sich löst und die Anspannung nachlässt. Dieser Zeitpunkt ist mit dem blauen Punkt in der Mitte der Graphik markiert.

Der Konflikt löst sich

Nach einigen Wochen hat Bert den größten Schock überstanden und es kehrt wieder Ruhe ein. Immer wieder bekommt er in der Firma mit, dass der Kollege Schwierigkeiten hat sich durchzusetzen. Das lindert Berts Schmerz zusätzlich und wenn nicht gerade ein Abteilungs-Meeting stattfindet, das ihn an die Niederlage erinnert, ist es fast, als wäre nie etwas gewesen.

Man spricht in diesem Fall von einer sogenannten **unbewussten Konfliktlösung**, es ist einfach Gras über die Sache gewachsen, ganz ohne dass Bert selbst etwas unternommen hätte, um die Angelegenheit schneller oder nachhaltiger zu bewältigen.

Weitaus weniger häufig kommt es zu einer sogenannten **bewussten Konfliktlösung**.

Als erste Reaktion auf eine unangenehme Situation erfolgt ja meistens reflexartig ein ziemlich lautes inneres *Nein*. Man fühlt sich als Opfer der Umstände und kann absolut nichts Gutes daran finden. Anstatt dauerhaft im Widerstand zu verweilen und zu leiden, kann man sich aber auch mit inspirierenden Fragen auf die dahinterliegende Botschaft ausrichten. Fragen wie: *„Was ist das Geschenk dieser Situation?"* oder *„Was darf ich hier lernen?"*, bewirken, das sich das Gehirn sofort auf die Suche nach einer konstruktiven Antwort macht. Lässt man sie einige Stunden oder sogar Tage lang wirken, schöpft man so viele interessante Ideen, dass sich ganz von alleine wieder eine gute Stimmung einstellt.

Bert wäre mit derartigen Überlegungen vielleicht draufgekommen, dass es in der Firma eigentlich noch einen ganz anderen Job gibt, der viel besser zu ihm passt oder dass er sich ohnehin hoffnungslos übernommen hätte, solange er nicht zunächst an seiner inneren Ausgeglichenheit arbeitet. Solange er sich jedoch als Opfer der ungerechten Welt sieht, kann er natürlich nichts zur Verbesserung seiner Lage beitragen. Und wenn ihn sein Freund Alf, der natürlich ein Experte in Sachen bewusster Konfliktlösung ist, freundlich darauf hinzuweisen versucht, will er es nicht hören. Was weiß denn der schon, bei dem klappt ja immer alles.

Der Kommunikationsexperte Gregory Bateson, nennt eine derartige Verstrickung in der sich Bert befindet *„double bind"*. Für Menschen,

die so denken, gibt es keinen Ausweg. Erteilt ihnen jemand einen Rat, dem es ganz ähnlich geht, kann man ihm natürlich nicht glauben, denn wieso hat er denn dann selbst Probleme, wenn er sich so gut auskennt?
Geht es ihm jedoch blendend, glaubt man ihm erst Recht nicht, er weiß ja nicht einmal, wovon er spricht.

Doch zurück zu unserer Krankheitskurve, für deren weiteren Verlauf es zunächst einmal nicht die geringste Rolle spielt, ob es sich in der Mitte der Grafik um eine bewusste oder eine unbewusste Konfliktlösung handelt.

Körperreaktionen nach der Konfliktlösung

In jedem Fall folgt auf die konfliktaktive Phase nun eine Zeitspanne, die **Reparaturphase** genannt wird. Die durch die Versorgungsproblematik in der Stressphase vermehrt abgestorbenen Zellen werden im ersten Teil der Reparatur ausgeschieden. Anschließend muss der Verlust natürlich durch verstärkten Zellaufbau ausgeglichen werden. Jetzt ist der sogenannte **Parasympathikus** aktiv. Der Gegenspieler des Sympathikus sorgt dafür, dass wieder Ruhe einkehrt im System. Der Blutdruck und die Pulsfrequenz werden nach unten reguliert, der Appetit kehrt zurück, da für den Zellaufbau Nährstoffe benötigt werden und man ist sehr müde, weil man sich vorher ja länger nicht richtig entspannen konnte.

Das wirklich Interessante ist jetzt, dass das was wir als akute Symptomatik erleben, in dieser Zeitspanne stattfindet. In anderen Worten ausgedrückt:
Was für uns so unangenehm ist, ist kein Zeichen, dass hier gerade ein Schaden passiert, sondern dass etwas repariert wird.

Der Schaden ist unter dem Stress entstanden, der bereits wieder abgeklungen ist. Das Gegenteil von dem was wir annehmen und was uns so oft suggeriert wird, ist also der Fall. Der Körper spielt nicht verrückt, wenn er krank ist oder hat aufgehört zu funktionieren, sondern er bemüht sich, die vollständige Gesundheit wieder herzustellen.
Deswegen ist es womöglich der völlig falsche Ansatz, hier unterdrückend einzugreifen.

Was *„denkt“* sich der Körper dabei?

Ich kann mir sehr gut vorstellen, dass Sie noch nicht ganz von dieser Theorie überzeugt sind. Doch nehmen wir einmal an, sie wäre wahr, was hätte das für ein Sinn, dass die Natur es so eingerichtet hat? Wäre es nicht viel klüger wir würden bemerken, wenn der Schaden entsteht, damit wir eingreifen können?

Evolutionsbiologisch ganz klar nein. Unser Körper ist darauf programmiert unter Stress nicht nur einwandfrei zu funktionieren, sondern sogar besonders leistungsfähig zu sein. Wenn wir fliehen oder kämpfen müssen, können wir uns weder Schmerzen leisten, noch wäre es besonders förderlich, wenn wir uns direkt in die Hosen machen, solange der Gegner noch vor uns steht. Das könnte uns das Leben kosten. Frühestens wenn der Angriff vorbei ist könnte es sein, dass wir uns einen Busch suchen müssen, um vermehrt auszuscheiden. ☺ Nur in der Ruhesituation stehen die Zeit und die Energie für Reparaturvorgänge zur Verfügung. Schmerzen und Symptome halten uns davon ab, uns nicht gleich wieder der nächsten Herausforderung zu stellen. Wir werden so zum notwendigen Rückzug gezwungen.

Beispiele für wohlbekannte Reparaturvorgänge

Ein Beispiel für diesen Zusammenhang, das wirklich jeder kennt, ist der Muskelkater. Wenn man die Muskulatur überfordert, ihr womöglich sogar Risse zufügt, weil man zum Beispiel untrainiert eine Bergwanderung unternimmt, spürt man gar nichts. Erst am nächsten Tag kann man kaum laufen vor lauter Schmerzen. Doch nicht, weil gerade ein Schaden passiert, sondern weil einer repariert wird.

Das ist auch der Grund, warum so viele Leute gerne im Urlaub krank werden. Je gestresster jemand im Alltag ist, umso höher ist die Wahrscheinlichkeit, dass er im Urlaub dann das Bett hütet. Der Körper gibt solange sein Bestes, bis der Stresspegel fällt. Dann wird zunächst einmal kräftig ausgeschieden. Fast alle akuten Erkrankungen sind mit einer vermehrten Ausscheidung verbunden. Denken Sie an Fieber, Durchfall, Schnupfen oder Husten, Hautausschläge oder Blasenentzündung, aber auch an Erbrechen bei Migräneanfällen oder offene Beine bei Diabetes.

Wenn jemand viele Jahre lang geraucht hat und aufhört, fühlt sich derjenige nach Abklingen des ständigen Verlangens nach Nikotin richtig gut. Nach ein paar Monaten jedoch beginnt eine Phase, in der er sich scheinbar eine Erkältung nach der anderen einfängt. Man hört dann ganz oft: *„Das gibt es doch nicht, solange ich geraucht habe, war ich nie krank und jetzt auf einmal ständig."* Manch einer geht sogar so weit, sich ernsthaft zu überlegen, wieder mit dem Rauchen anzufangen.

Die Erklärung für diesen Zusammenhang kennen Sie jetzt bereits. Durch die jahrelange Nikotinaufnahme stand der Körper unter Dauerstress und die normalen Regulationsvorgänge funktionierten nicht.

Solange der Stresspegel konstant hoch ist, findet keine Regulation statt. Der Körper versucht, irgendwie durchzuhalten. Nach dem Entzug beginnt die Reparatur nicht sofort. Je nachdem, wie lange vorher geraucht wurde, kann es zwischen vier Monaten und einem Jahr dauern, bis die vermehrte Ausscheidung der jahrelang angesammelten Stoffe beginnt. Hierbei handelt es sich nicht nur um die Gifte aus den Zigaretten, sondern auch um die ständig anfallenden Stoffwechselabfälle, die normalerweise regelmäßig über Infektionskrankheiten ausgeschieden werden. Da kann die Phase der Reinigung dann durchaus länger dauern. Wieder mit der Nikotinaufnahme zu beginnen, bringt zwar vielleicht vorübergehende Erleichterung, natürlich wird das Problem in Wahrheit aber nur verschlimmert und in die Länge gezogen.

Soll man die Reparatur einfach abwarten?

Die beiden entgegengesetzten Hügel unserer Grafik, also die konfliktaktive Phase und die Regeneration stehen immer im Verhältnis zueinander. Die sogenannte Konfliktmasse, die sich aus der Stärke und der Dauer des Konflikts ergibt, bestimmt, wie groß der Schaden ist der entsteht und wie aufwändig repariert werden muss. Das ist einer von vielen Gründen, warum es ratsam und gesund ist, sich beizeiten um eine bewusste Konfliktlösung zu bemühen, wenn einen etwas belastet.

Und ja, auch wenn eine Krankheit nur ein Versuch des Körpers ist, die Gesundheit wieder herzustellen, so wissen wir doch alle, dass es Krankheiten gibt, die man nicht überlebt. Es gibt Schäden, die sich über so lange Zeit aufgebaut haben, dass sie nicht mehr behoben werden können. Und mit dem, was ich Ihnen zu vermitteln versuche, möchte ich nicht ausdrücken, dass Sie in jedem Fall beruhigt abwarten können, bis die Krankheit von alleine vergeht. Es gibt diverse wirkungsvolle Möglichkeiten, die Selbstheilungskräfte zu stärken und den Körper bei dem, was er vorhat, zu unterstützen, so dass Symptome gelindert werden können und die Heilungsphase verkürzt wird.

Im Falle des vorher angesprochenen Rauchers wäre es sinnvoll, die Ausscheidung auf anderem Wege anzukurbeln. Zum Beispiel über basische Anwendungen und Wassereinläufe. Über die verschiedenen Entgiftungsmöglichkeiten können Sie sich in meinem Buch *„Natürliches Entgiften - Befreiung für Körper, Geist und Seele“* ausführlich informieren, das am 01.12.2015 erscheinen wird, denn ganz viele Symptomatiken zielen darauf hin.

Oft ist aus meiner Sicht aber sogar das bloße ruhige Abwarten bis zum Abklingen der Symptome in einer friedlichen Haltung weitaus besser, als die sofortige Unterdrückung oder das Verschleppen durch Vermeiden der Ruhephase.

Wie werden Symptome chronisch?

Wie kommt es nun aber dazu, dass eine Erkrankung nicht ausheilen kann und chronisch wird? Man unterscheidet in der klassischen Medizin ja zwischen akuten und chronischen Erkrankungen, wobei man bereits dann von Zweiterem spricht, wenn sich die Beschwerden länger als drei Wochen hinziehen.

Für die Entstehung von Chronizität gibt es drei Möglichkeiten. Die Erste davon ist, dass der Konflikt nicht gelöst wird und der Stress nie nachlässt. Auch wenn der Körper darauf programmiert ist, größtmögliche Leistung bei Belastung zu bringen, so gelingt es ihm doch nicht unendlich lange. Irgendwann sind die Kraftreserven erschöpft und es tritt Auszehrung ein. Chronische Krankheiten mit starkem Substanzabbau, in deren Verlauf man dem Betroffenen richtiggehend zusehen kann, wie er weniger wird, sind ein Zeichen dafür, dass ein starker Konflikt dauerhaft belastet und die konfliktaktive Phase kein Ende findet. Hier wäre es besonders wichtig, das Problem aufzuspüren und eine Möglichkeit der Lösung zu finden. Gelingt dies, bedarf es auch in der anschließenden Reparaturphase umfangreicher Unterstützung, da davon auszugehen ist, dass hier noch einmal mit starken Beschwerden zu rechnen ist.

Eine weitere Ursache kann sein, dass die Heilung in der zweiten Phase nicht abgeschlossen werden kann. Zum Beispiel weil der Kranke sich die notwendige Ruhe nicht gönnt. Immer wenn der Stresslevel wieder steigt, unterbricht das die Regulation. Meist führt das dazu, dass die Symptome vorübergehend leichter werden, in relativ kurzer Zeit dann aber verstärkt zurückkehren. Auch wenn eine medikamentöse Unterdrückung stattfindet oder aber die Nährstoffe nicht zur Verfügung stehen, die der Körper zur Zellerneuerung benötigt, kann keine vollständige Gesundung erfolgen und die Beschwerden können chronisch werden.

Am Häufigsten kommt es aus meiner Sicht vor, dass die Konfliktlösung auf unbewusste Art erfolgt und der Lernprozess ausbleibt. Das Leben oder die Seele reagiert darauf, indem weiterhin Möglichkeiten zum Lernen geboten werden. Wenn Bert an seinem Verhalten nichts ändert, wird es ihm mit ziemlicher Sicherheit weiterhin passieren, dass er sich in der Arbeit den weniger engagierten Kollegen gegenüber benachteiligt fühlt. Womöglich betrügt ihn sogar irgendwann seine Frau mit einem Mann, der in seinen Augen ein absoluter Versager ist.

Die Chance zum Lernen annehmen

Das Leben bietet Lernprozesse, die auf dem Stundenplan stehen so oft, bis sie angenommen werden. Ein Entrinnen gibt es nicht, man kann den Prozess maximal schmerzhaft in die Länge ziehen. Intelligenter ist es jedoch, sich eher früher als später dem Ganzen freiwillig zu stellen und aktiv Veränderungen vorzunehmen. Bert ist vollkommen auf dem Holzweg mit seiner Annahme, die anderen hätten etwas falsch gemacht. Derjenige, der am meisten in einer Situation leidet, für den gibt es am meisten zu lernen. Wenn ein Weg nicht ans Ziel führt, sollte man ihn ändern. Oft kommt es vor, dass man unsicher ist, was genau man verändern soll, aber dann gilt es einfach, verschiedene Möglichkeiten auszuprobieren und zu sehen, wie man sich dabei fühlt und ob bessere Ergebnisse dabei herauskommen. Einen wichtigen Anhaltspunkt gibt auch das, was die Menschen, die man für den eigenen Schmerz verantwortlich macht, einem vorleben. Bert täte gut daran, sich von seinen entspannten Kollegen eine Scheibe abzuschneiden, anstatt sie zu verteufeln.

Wird die Lernchance also nicht genützt, ergibt sich kurz darauf die nächste und die übernächste und immer so fort. Die Phasen zwischen den Konflikten sind relativ kurz und die körperlichen Beschwerden werden abwechselnd besser und schlechter, wie das ja ganz typisch für die meisten chronischen Krankheiten ist.

Krankheitsbild und Persönlichkeit bestimmen die Strategie

Wie schaut nun der Weg in eine ganzheitliche und nachhaltige Gesundheit genau aus? Was ist zu tun? Um diese Entscheidung zu treffen ist einerseits das genaue Krankheitsbild aber auch die Persönlichkeit des Betroffenen ausschlaggebend. Nach der genauen Deutung auf materieller und seelisch-geistiger Ebene erstelle ich für jeden meiner Klienten ein ganz individuelles Strategieprogramm zur praktischen Umsetzung der notwendigen Veränderungen, die der Betroffene in seinem Alltag auch bewältigen kann. Wenn wir im Folgenden auf verschiedenste Beschwerden eingehen, wird nach und nach immer deutlicher werden, wie man auf sinnvolle Weise aktiv in den Genesungsprozess eingreifen kann.

Hoher Blutdruck am Beispiel von Gabi

Dass Gabi ein Problem mit ihrem Blutdruck hatte, brauchte sie mir nicht zu erzählen, ich sah es gleich an ihrer Gesichtsfarbe. Sie war 46 und ein offener und herzlicher Mensch, ich mochte sie sofort. Vom optischen Eindruck her hätte man glauben können, sie sei recht gemütlich, aber sie stand unter Stress. Ihr Tag sei viel zu kurz, sagte sie. Das Geschäft ihres Mannes, ihr Sohn, der Hund und der Garten, all das sei ihr viel zu viel. Immer bliebe so viel liegen und oft käme ein Fertiggericht auf den Tisch, obwohl sie doch eigentlich Wert auf eine bewusste Ernährung lege. Permanent hätte sie ein schlechtes Gewissen. Und dann wäre da noch die Nachbarin, die schon alt war und immer mal wieder Hilfe bräuchte. Das ginge ihr auf die Nerven, aber sie sage es nicht, weil ihr die alte Frau Leid tue.

Das Blutdruckproblem hatte sie schon viele Jahre und sie hatte deswegen sogar die Teilzeitstelle aufgegeben, in der Arztpraxis, in der immer so viel los war. Aber geändert hatte sich nichts. Noch nicht einmal Zeit hatte sie mehr als vorher. *„Ich kann mir das gar nicht mehr vorstellen, auch noch arbeiten zu gehen"*, sagte sie. Als ich sie fragte, wie es bei ihr mit Bewegung aussah, sagte sie: *„Früher war ich total sportlich, aber in der letzten Zeit nehme ich es mir nur immer wieder vor wieder laufen zu gehen. Ich schaffe es einfach nicht."*

Sie hatte den Weg zum mir gefunden, weil die regelmäßige Untersuchung wieder schlechtere Werte ergeben hatte als die vorherige. Und das obwohl der Arzt schon dreimal die Dosis der Blutdrucksenker erhöht hatte. Manchmal war der Druck jetzt trotz der Medikamente schon so hoch, dass sie es spürte ohne zu messen und das machte ihr Angst.

„Ich muss etwas ändern, aber ich weiß nicht was", sagte sie. *„Ich verstehe überhaupt nicht, warum es nicht das Geringste gebracht hat, meinen Job aufzugeben und wofür die Tabletten gut sein sollen, wenn die Werte immer höher statt niedriger werden, weiß ich auch nicht. Es ist einfach frustrierend."*

Das ist absolut verständlich. Es frustriert ungemein, wenn man nicht versteht, was mit einem passiert und das Gefühl hat, nicht eingreifen zu können. Gott sei Dank ist das eigentlich immer ein Irrtum und herzauszufinden, wie eingegriffen werden kann, ist mit ein bisschen Übung gar nicht so schwer.

Um ihr diese Frustration zu nehmen, habe ich Gabi als erstes erklärt, was sich ihr Körper dabei *„denkt"*, wenn er einen hohen Blutdruck produziert.

Die Entstehung von hohem Blutdruck

So wie in folgender Grafik dargestellt, schaut es nicht nur im Gewebe von Gabi aus, sondern in ganz, ganz vielen anderen auch. Fast alle unsere Zellen sind rund (mit Ausnahmen von Knochen- und Nervenzellen) und allein durch die runde Form ergibt es sich, dass dazwischen noch Platz frei bleibt. Hier liegt das sogenannte Zwischenzellgewebe, auch Interzellulargewebe genannt.

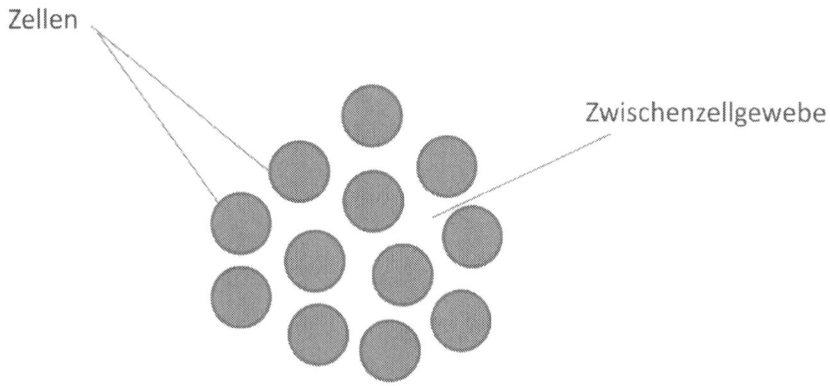

Jede einzelne Zelle hat einen eigenen Zellstoffwechsel, für den sie Nährstoffe, wie zum Beispiel verschiedene Mineralien und Sauerstoff benötigt. Andererseits fallen dabei auch Abfallstoffe an, die durch die Zellwand nach außen geschleust werden. Das Zwischenzellgewebe wird vom sogenannten Lymphsystem, der körpereigenen Müllabfuhr gereinigt. Die Lymphflüssigkeit ist milchig trüb und bringt die Abfallstoffe in einem eigenen Gefäßsystem zu einem oder mehreren Lymphknoten, wo entgiftet und gefiltert wird. Irgendwann kommt die Lymphe dann zurück in das Kreislaufsystem, indem sie in einer Vene mit dem Blut vermischt wird.

Doch wie kommen die Stoffe, die die Zelle braucht, hinein und die, die sie nicht mehr braucht, hinaus?

Die Versorgung der Zellen

Nun zunächst einmal gibt es da die Gefäße, die zum Beispiel die Sauerstoffteilchen wie auch alle anderen Substanzen in die Nähe der Zelle bringen. Allerdings nicht direkt bis vor jede „Zellhaustür". Das wäre uneffektiv, und unser Körper ist niemals uneffektiv. Das letzte Stück durch das Gewebe muss das Teilchen diffundieren, wie man es medizinisch ausdrückt. Es schwimmt dahin und es weiß anhand von chemischen Konzentrationsgefällen genau, wo es hin muss.

Denn auch auf der materiellen Ebene strebt alles im Leben nach Balance. Teilchen wollen immer dorthin, wo es weniger von ihnen gibt. Stellen Sie sich also vor, in der rechten unteren Bildecke der Grafik würden kleine Gefäße ihre Sauerstoffteilchen an das Gewebe abgeben, dort wäre dann also ganz viel Sauerstoff und in den Zellen wäre er bereits verbraucht. Dann würde es die Partikel quasi magnetisch in die Zellen hineinziehen, in diesem Fall spricht man allerdings von osmotisch.
Die ganz genauen Vorgänge in der Zellmembran sind für ein grundlegendes Verständnis nicht notwendig.

Mit den Abfallstoffen funktioniert es umgekehrt. Wenn die Lymphe das Zwischenzellgewebe stets sauber hält, wollen auch die Abfallstoffe lieber dorthin fließen, wo sie mehr Platz haben, also durch die Zellwand nach außen. All das funktioniert völlig automatisch, solange alles in bester Ordnung ist.

Leider schaut es tatsächlich so aus, dass im Zwischenzellgewebe vieler Menschen sogenannte Schlackenstoffe eingelagert sind, wie in der folgenden Zeichnung dargestellt:

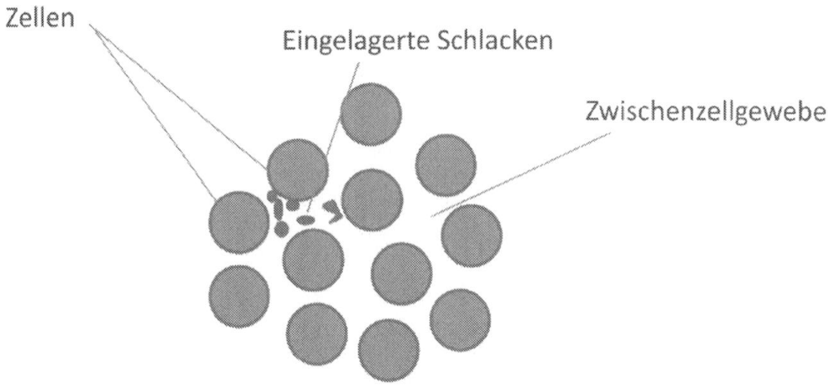

Das sind Stoffwechselabfälle, die nicht abtransportiert werden konnten oder von außen aufgenommene Säuremoleküle, die durch das Anhängen von Mineralstoffteilchen unschädlich gemacht, aber nicht ausgeschieden wurden. Wie bereits erwähnt gehe ich in meinem Buch *„Natürliches Entgiften - Befreiung für Körper, Geist und Seele"* ganz genau darauf ein, wieso es dazu kommt, dass nicht mehr benötigte Substanzen eingelagert werden müssen, was die Folgen sind und wie man hier gegensteuern kann.

Verschlackung behindert die Zellversorgung

Je stärker die Interzellularsubstanz verschlackt ist, umso gefährdeter ist die optimale Versorgung der Zellen, weil den angelieferten Stoffen der Weg verbaut ist. Kommt es nun soweit, dass Zellen einen Sauerstoffmangel erleiden, wird dieser natürlich an das Gehirn gemeldet und das Gehirn informiert seinerseits umgehend das Herz. Wenn das Herz nämlich stärker pumpt, werden auch die Teilchen mit mehr Druck abgegeben und die Wahrscheinlichkeit erhöht sich, dass sie ihren Weg durch die Schlacken zur Zelle bewältigen können. Finden Sie nicht auch, dass das sehr logisch klingt?

Der Arzt greift ein

Der Arzt sieht im Normalfall die Zusammenhänge jedoch völlig anders. Teilweise wird in der klassischen Medizin sogar bestritten, dass es so etwas wie eine Gewebeverschlackung überhaupt gibt. Der erhöhte Blutdruck wird medikamentös unterdrückt, um das Herz vor der Mehrbelastung zu beschützen. Geht man jedoch davon aus, dass die Druckerhöhung nur eine gesunde Regulationsreaktion als Antwort auf die Gewebeverschlackung ist, dann wäre die logische Folge des Medikaments, dass das Gewebe dauerhaft unterversorgt bleibt und das Gehirn sich weiterhin veranlasst sieht, dem Herz die Druckerhöhung zu befehlen.

Das Beispiel von Gabi spricht also wie unzählige andere für diese Theorie und gegen die Unterdrückung, denn die Dosis muss auf Dauer stetig erhöht werden. Die Ursache bleibt ja nicht unberührt, wie man es der Schulmedizin aus alternativen Reihen oft vorwirft, sondern sie wird sogar verschlimmert.

Eine alternative Lösung

Der nachhaltigere Weg ist aus meiner Sicht die Entschlackung des Gewebes. Wenn der Weg für den Sauerstoff und die Nährstoffteilchen wieder frei ist, beschweren die Zellen sich nicht mehr beim Gehirn und das Herz braucht sich dann auch nicht anzustrengen.

Doch glauben Sie mir bitte nichts, sondern bilden Sie sich Ihre eigene Meinung und probieren Sie dann praktisch aus, was Ihnen plausibel erscheint.

Gabi war nach dieser Darstellung jedenfalls wieder ein gutes Stück weit ausgesöhnt mit ihrem Körper und hochmotiviert, es einmal mit basischen Anwendungen und einer Darmreinigung zu probieren, um ihr Gewebe zu befreien. Außerdem testete ich in einer späteren Sitzung kinesiologisch aus, welche Nahrungsmittel sie für eine gewisse Zeit bis zu ihrer Stabilisierung besser weglassen sollte. Auch das tat sie und wenige Wochen später fühlte sie sich viel besser, hatte eine völlig andere Gesichtsfarbe und wagte es schließlich sogar, in klitzekleinen Schritten ihre Medikamente zu reduzieren, anstatt wie bei der Untersuchung angeraten die Dosis zu erhöhen.

Medikamente nur nach Rücksprache mit dem Arzt absetzen

Zu einem solchen Schritt würde ich nie jemandem raten, aber nachdem sie ihren Blutdruck täglich selbst kontrollierte und ihrem Arzt in aller Deutlichkeit ihr Vorhaben mitgeteilt und ihn um seine Unterstützung gebeten hatte, erklärte er sich schließlich dazu bereit, ihr einen Plan für die Dosis-Reduktion aufzustellen.

Parallel dazu schaute ich mir mit ihr noch die seelisch-geistige Ebene ihrer Symptomatik an. Wo gilt es hinzuschauen bei hohem Blutdruck? Wo ist ein Ungleichgewicht eingetreten? Wie kann praktisch damit umgegangen werden?

Die seelische Botschaft von hohem Blutdruck

Es ist recht typisch für die Betroffenen, dass sie sich überfordert fühlen. Es gibt scheinbar so viel zu tun, dass sie gar nicht mehr wissen, wo sie anfangen sollen. Oft fangen sie tatsächlich gar nicht an, weil sie sehr viel Zeit und Energie darauf verwenden, sich gestresst zu fühlen und darüber zu reden. Es bleibt vieles liegen und so dreht sich die Spirale zu, weil sich immer noch mehr Stress aufbaut.

Ganz offensichtlich geht es um Druck auf verschiedenen Ebenen. Dieser wird vom Betroffenen verurteilt und zu meiden versucht. Ein hoffnungsloses Unterfangen, denn in Wahrheit entsteht dadurch erst recht mehr davon. Mir gefällt der homöopathische Ansatz, Gleiches mit Gleichem zu behandeln. Mit anderen Worten ausgedrückt: Wenn es mir partout nicht gelingt, etwas zu meiden, sollte ich mich besser damit auseinander setzen. Zweifelsohne steht Druck gerade auf dem Stundenplan. Es darf gelernt werden, damit umzugehen, sonst wäre er ja nicht da.

Die Strategie, die ich für Gabi zum Üben entwickelte, sah so aus, dass ich sie erst einmal aufforderte, genau zu beobachten und mit zu notieren, welche Situationen in ihrem Leben sie überforderten. Die Kleinen und die Großen.

Schwächen kennenlernen

Sich selbst so genau zu beobachten ist eine große Herausforderung. Viele tappen nämlich in die Falle, sich selbst für jede entdeckte Schwäche aufs Gröbste zu verurteilen. Das ist ein Fehler, denn darauf wird das System derart reagieren, dass es die Schwächen lieber nicht mehr aufdeckt. Sie fallen einem dann weniger auf, sind aber nichts desto trotz vorhanden und wirken sich auch aus. Es ist ein großer Vorteil, nach und nach drauf zu kommen, wo es hakt. Auch wenn es bisweilen wirklich frappierend ist, wie wenig es eigentlich braucht, um völlig aus dem Gleichgewicht zu kommen. Da kann ein seltsamer Blick der Kassiererin schon reichen, wenn man nicht gleich das passende Wechselgeld findet, oder ähnliche scheinbar belanglose Kleinigkeiten.
Doch das zu bemerken, ist trotzdem kein Grund sich blöd vorzukom-

men. Der Großteil der Menschheit ist ein Leben lang in Mustern gefangen, ohne es auch nur zur Kenntnis zu nehmen.

Wenn Sie sich selbst also jemals bei einer Schwäche ertappen, kritisieren Sie sich nicht, sondern loben Sie sich dafür, dass Sie es bemerkt haben. Sie können jetzt ganz anders damit umgehen.

Als Gabi dann zur nächsten Sitzung mit einer großen Liste von Herausforderungen erschien, denen sie Punktezahlen je nach Grad der Belastung zugeordnet hatte, bestand der nächste Schritt darin, sie Stück für Stück dorthin zu bringen, diese Situationen nicht mehr meiden zu wollen.

Schritt für Schritt auf das Meiden verzichten

Wenn man etwas meidet, kann man nicht lernen, damit umzugehen. Deswegen ist es gut, Ungeliebtes freiwillig aufzusuchen oder sogar selbst herzustellen. Wie bereits erwähnt, ist es immer gut, hier im Kleinen zu beginnen, nicht mit dem, was am allerschwersten fällt. Gabi suchte sich also für die nächsten zwei Wochen eine Handvoll Beispiele von ihrer Liste aus, die sie mit maximal vier Belastungspunkten bewertet hatte. Darunter waren zum Beispiel die morgendlichen Spaziergänge mit ihrem Hund, weil der auf bestimmte Artgenossen heikel reagierte und sie sich für sein aggressives Verhalten schämte, beziehungsweise dafür, dass sie sich nicht in der Lage sah, es ihm auszutreiben.

Allein dadurch dass ich ihr riet, sich die Begegnungen mit anderen Hunden zu wünschen um zu trainieren, dabei gelassen bleiben zu können, führte dazu, dass ihr Rüde das Verhalten gänzlich ablegte.

Es ist ein riesen Unterschied, ob man mit dem Gedanken aus dem Haus geht: *„Hoffentlich treffen wir niemanden,"* und schon kommt der Nachbar mit seinem kleinen Kläffer um die Ecke, oder ob man sich heldenhaft genau an die Stellen begibt, an denen die Wahrscheinlichkeit für ein Zusammentreffen besonders hoch ist. Im ersten Fall fühlt man sich als Opfer, im zweiten als Held. Selbst dann, wenn die Situation an sich immer noch unangenehm ist. Der Druck ist einfach weg. Der Druck, der niemals aus dem Außen kommt, sondern nur durch den Gedanken entsteht: *„Das sollte nicht so sein."*

So wie es ist, so soll es sein, sonst wäre es ja anders. Es kommt nur darauf an, was man draus macht. Schritt für Schritt hat Gabi in den nächsten Wochen in den verschiedenen Bereichen ihr inneres *„Nein"* durch ein *„Ja"* ersetzt.

Da war zum Beispiel das Hausaufgabenmachen mit ihrem Sohn Fabian. 8 Belastungspunkte, weil er offensichtlich Hilfe brauchte, sich aber nichts sagen ließ und es so meist schon nach wenigen Minuten zu einem Schreiduell zwischen den beiden kam. Jeden Tag graute ihr davor, doch allein die Entscheidung, sich ab sofort darauf zu freuen brachte ihr Erleichterung. Auf einmal war da der Gedanke: *„Es ist toll, dass es so viele Gelegenheiten gibt, an mir zu arbeiten. Und wenn wir uns wieder anschreien, dann schreien wir uns halt an. Ist doch auch egal."*
Er bewirkte, dass es weit weniger oft vorkam und Gabi sich mit jedem Mal weniger schlecht fühlte, wenn es doch passierte. Sie nahm sich und ihrem Sohn einfach den Druck weg, indem sie den Versuch aufgab, alles kontrollieren zu müssen.

Eine zusätzliche Hilfe kann es sein, einen bestimmten Vorsatz nicht nur geistig zu fassen, sondern auch äußerlich ein Zeichen zu setzen, indem man es kommuniziert. Ich habe Gabi zum Beispiel vorgeschlagen beim Mittagessen zu ihrem Sohn Fabian zu sagen: *„Heute freue ich mich schon richtig darauf, mit dir Hausaufgaben zu machen. Manchmal ist es zwar ein bisschen schwierig zwischen uns, aber ich finde es toll, Zeit mit dir zu verbringen."* Können Sie nachfühlen, wie sich das auf die Atmosphäre zwischen den beiden auswirkte?

Parallel zu unserem Mentalprogramm entgiftete sie ihren Körper und nach einem halben Jahr war ihr Blutdruck normal, ganz ohne Medikamente.
Kann es wirklich so einfach sein? Die Antwort darauf lautet zunächst einmal: *„Ja"*.

Trotzdem, so einfach ist es ja nun auch wieder nicht. Gabi hat die Herausforderung angenommen, die Verantwortung für ihre Situation zu übernehmen und ihre Persönlichkeit ein Stück weit zu verändern. Ihre Verhaltensmuster zu hinterfragen und zu erweitern. Das schafft nicht jeder und dafür gebührt ihr Anerkennung.

Der innere Wandel ist wichtiger als der äußere

„War es dann falsch, dass ich meine Arbeitsstelle aufgegeben habe?", fragte sie mich einmal. Das kann man so nicht sagen. In Wahrheit muss es nicht ausschlaggebend für das innere Wohlbefinden sein, wie die äußeren Bedingungen aussehen. Der Stress entsteht erst im Innen durch die persönliche Interpretation dessen, was da passiert. Wie sonst könnten sich verschiedene Menschen in genau gleichen Situationen völlig unterschiedlich fühlen?

Sehr oft kann es eine wertvolle Hilfe sein, zunächst im Außen eine Veränderung zu vollziehen, damit die innere Wandlung leichter vonstattengehen kann. Doch letztere darf nicht ausbleiben, sonst wartet man vergeblich auf die Verbesserung. Das hat Gabi ja selbst erlebt.

Hier noch einmal eine Zusammenfassung der wichtigsten Punkte im Zusammenhang mit hohem Blutdruck:

- Der Betroffene fühlt sich in der Regel überfordert und versucht verzweifelt, dem vorhandenen Druck auszuweichen, womit er sich noch mehr unter Druck setzt. Hier bedarf es einer Aussöhnung. Alles darf sein. Der Druck kann erst gehen, wenn man ihn nicht mehr so wichtig nimmt und lernt, konstruktiv damit umzugehen, anstatt dagegen anzukämpfen.
- Auf der körperlichen Ebene reguliert sich der Blutdruck erfahrungsgemäß durch eine gründliche Gewebeentschlackung automatisch.
  Um dies zu erreichen, eignen sich basische Anwendungen und Darmreinigungsmaßnahmen in Kombination mit regelmäßiger Bewegung und einer Ernährungsoptimierung.

Niedriger Blutdruck am Beispiel von Sabine

Sabine war Anfang 30, sehr schlank und hatte schon seit ihrer Pubertät mit einem zu niedrigen Blutdruck zu tun. In der Schule war sie oft ohnmächtig geworden, was sich Gott sei Dank mittlerweile gelegt hatte. Trotzdem war ihr oft schwindlig und sie musste sich dann schnell irgendwo festhalten, um nicht umzufallen. Sie war blitzgescheit, hatte aber keinen Beruf weil sie sehr früh Mutter geworden war, ihre Kinder waren bereits 12 und 10 Jahre alt. Mit ihrem Mann war sie glücklich und er verdiente gut. Sie sagte, sie habe den Eindruck, als fehlte in ihrem Leben irgendetwas, aber sie wüsste nicht was.

Menschen mit niedrigem Blutdruck leben sehr oft nicht ihr volles Potential, sondern verharren in einer Art Schonhaltung. Sie trauen sich nicht viel zu, verstehen es aber, es in ihrem Leben so aussehen zu lassen, als läge der Grund für ihre mangelnde Entwicklung an den äußeren Umständen. Wenn sie mit unangenehmen Situationen konfrontiert sind, sind sie bisweilen wahre Meister darin, sich aus der Affäre zu ziehen. Zur Not mit einem Kreislaufkollaps. Was der Hypertoniker (Bluthochdruckpatient) ständig macht, nämlich sich selbst unter Druck setzen, darf der Hypotoniker, dessen Blutdruck zu niedrig ist, erst lernen. Er muss sich öfter mal selbst unter Druck setzen. Interessanterweise bleibt bei beiden vieles liegen, wenn auch aus unterschiedlichen Gründen.

Gesund durch gelebte Potentiale

Mein Plan für Sabine sah so aus, ein Ziel mit ihr herauszuarbeiten. Etwas zu finden, was sie erreichen wollte und anschließend einen Plan für die Umsetzung zu erstellen. Das gestaltete sich zunächst nicht einfach, weil sie behauptete, keine Wünsche zu haben und auch keine besonderen Talente. Zwar beschäftigte sie sich mit vielem, zum Beispiel mit verschiedenen Handarbeiten, aber nicht tiefer gehend und eben immer nur dann, wenn gerade nichts Besseres zu tun war. Also begannen wir zunächst im Kleinen. Ich forderte sie auf, sich kleine Ziele innerhalb ihres Lebens zu stecken, verbunden mit einem konkreten Zeitrahmen, zum Beispiel: *„Nächste Woche Mittwoch erledige ich die Bügelwäsche"*, oder *„am Dienstag Nachmittag rufe ich endlich mal wieder Bettina an und frage sie, wie es ihr geht"*. Sie sollte sich fürs Erste nur solche Aufgaben aussuchen, die sie mit absoluter Sicherheit bewältigen konnte.

Während wir uns schrittweise an größere Herausforderungen heranwagten, ergab sich das mit dem größeren Ziel ganz von alleine. Ein wunderschönes Beispiel dafür, wie viele Türe von alleine aufgehen, sobald man sich in die richtige Richtung bewegt. Sabine wurde von einer Gemeindemitarbeiterin ihres Wohnortes kontaktiert und gefragt, ob sie sich vorstellen könnte, einen sechsjährigen Jungen mit besonderen Bedürfnissen in seinem ersten Schuljahr zu unterstützen. Die Lehrerin konnte ihn nicht ausreichend fördern, so dass ihm eine zusätzliche Betreuungskraft an die Seite gestellt werden sollte. Die Dame von der Gemeinde sagte, sie wüsste selber nicht warum, aber sie hätte sofort an Sabine gedacht. Zuerst war Sabine sich unsicher, überlegte hin und her ob sie dann nicht vielleicht ihre eigenen Kinder vernachlässigen würde. Und wie sollte sie den Jungen denn unterstützen, wo sie doch keine Ahnung hatte? Doch ich ermutigte sie, denn ich hielt es nicht für einen Zufall, dass diese Herausforderung gerade jetzt auf sie zukam, als wir begonnen hatten danach zu suchen, was ihn ihrem Leben fehlte.

Es ist meistens klug, Gelegenheiten zu ergreifen, die einfach so ins Haus zu flattern scheinen. Außerdem geht probieren über studieren und wieder aufhören kann man ja jederzeit. Sabine sagte schließlich zu und ging voll auf in ihrer neuen Aufgabe. Schon bald bekam sie die Chance, verschiedene Weiterbildungskurse zu besuchen und hat in der Zwischenzeit sogar eine Ausbildung zur Sonderschulpädagogin absolviert.
Schwindlig war ihr schon lange nicht mehr.

Niedriger Blutdruck ist oft ein Zeichen von Wassermangel

Auf der körperlichen Ebene ist der niedrige Blutdruck Gott sei Dank völlig ungefährlich, aber er kann sehr lästig sein. Die Ursache liegt häufig in einer sogenannten Dehydratation also einem Flüssigkeitsmangel.
Eine einfache aber sehr wirkungsvolle Maßnahme ist es, mehr Wasser zu trinken. Auch die Schulmedizin behandelt zu niedrigen Blutdruck mit Infusionen, denn wenn in einem Raum (den Gefäßen) die Flüssigkeitsmenge erhöht wird, steigt automatisch der Druck. Die Infusion können sie sich über das Trinken auch selber geben, sozusagen oral. Der Tagesbedarf liegt bei durchschnittlicher Größe und Statur bei etwa zwei Litern klarem Wasser ohne Kohlensäure. Sämtliche andere Getränke bitte nicht von diesem Tagesbedarf abziehen.
Auch hier ist Bewegung sehr hilfreich, weil der Kreislauf dadurch angekurbelt wird.

Hier noch einmal die Kurz-Zusammenfassung für den niedrigen Blutdruck:

- Unbedingt sicherstellen, dass genügend Flüssigkeit aufgenommen wird und für regemäßige Bewegung sorgen.
- Der Betroffene darf lernen, sich auch zu etwas zu zwingen und unangenehme Situationen auszuhalten, anstatt sich aus der Affäre zu ziehen.
- Ein Ziel sollte anvisiert und konsequent verfolgt werden.

Übergewicht am Beispiel von Regina

Regina machte überhaupt nicht den Eindruck, als hätte sie irgendwelche Probleme. Sie war eine gutaussehende Frau, sehr gepflegt und teuer gekleidet. Sie war 35 Jahre alt und mit ihren circa 85 Kilogramm auf einen Meter siebzig Körpergröße hatte sie eine weibliche Figur. Als ich sie fragte, wie es ihr geht, strahlte sie mich an und sagte: *„Ich bin total verzweifelt. Seit meiner Schwangerschaft vor acht Jahren, werde ich dieses Gewicht nicht mehr los. Ich habe schon alles probiert."*

Zuerst bin ich ja immer skeptisch, wenn ich so etwas höre, aber es stellte sich schnell heraus, dass Regina wirklich eine Menge Einsatz zeigte. Sie hatte aufgehört Fleisch zu essen und trank zwei Liter Wasser am Tag. Sie verzichtete weitestgehend auf Zucker und ging zweimal wöchentlich ins Fitnessstudio. Zu Hause machte sie jeden Abend zehn Minuten Gymnastik. Sie hatte schon ein ganzes Jahr nur jeden zweiten Tag gegessen und dabei auch sechs Kilo verloren. Ein Ergebnis, das für sie in keinem Verhältnis zum Aufwand stand, weswegen sie wieder damit aufgehört hatte. Auch mit Akupunktur hatte sie es probiert und sogar schon mit Hypnose, von den zahlreichen Diäten wolle sie gar nicht sprechen, sagte sie. Wieder lachte sie, als hätte sie einen guten Witz gehört und ich lachte mit, denn ihre Fröhlichkeit war wirklich ansteckend.

Wie entsteht Übergewicht überhaupt?

Zuerst erklärte ich ihr, wie Übergewicht überhaupt zustande kommt und wie es im Körper dabei aussieht. Wie beim hohen Blutdruck liegt die Hauptursache in der Verschlackung des Bindegewebes.

Hier noch einmal zur Erinnerung die Zeichnung dazu:

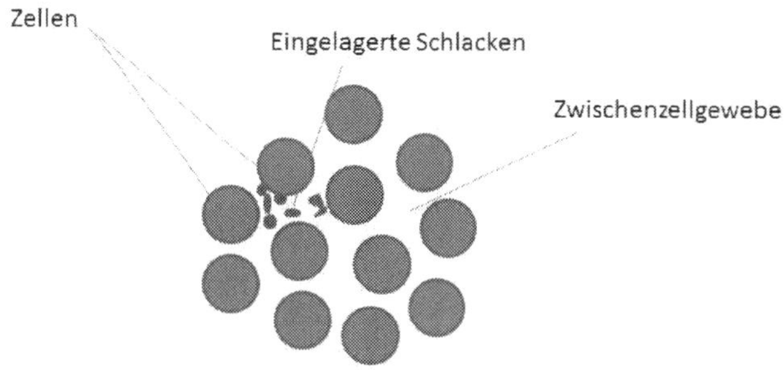

Es wurden Säuren aufgenommen oder im Körper selbst produziert, anschließend wurden sie in Salze verwandelt und mangels ausreichender Möglichkeiten zur Ausscheidung ins Zwischenzellgewebe eingelagert. Zusätzlich wird oft auch Wasser im Gewebe gespeichert um die Säureflut zu verdünnen. Daraus ergibt sich die Problematik, die Sie bereits kennen, den angelieferten Teilchen ist der Weg zu den Zellen verbaut, sie kommen dort nicht an. Der Mangelzustand an Nährstoffen wird daraufhin ans Gehirn gemeldet und Gegenmaßnahmen eingeleitet. Es ist vollkommen logisch, dass das Gehirn Nahrungsaufnahme anordnet, wenn die Zellen sich beklagen, dass sie Hunger haben. Bloß leider ist die Wahrscheinlichkeit hoch, dass das was gegessen wird, wieder nicht dort ankommt.

Ganz abgesehen davon, ist es höchst fraglich, ob die Nahrung die so dringend benötigten Nährstoffe überhaupt enthält. Wenn Sie einmal ganz kurz ihre eigenen Essgewohnheiten überdenken, können Sie das vielleicht nachvollziehen. Ich will Ihnen nichts unterstellen, aber die ganz große Mehrheit der Menschen in der westlichen Überflussgesellschaft ernährt sich katastrophal. Mit dem Schnitzel, der Wurstsemmel oder dem vermeintlich gesunden stark gezuckerten Müsliriegel führt man sich wesentlich mehr Stoffe zu, die den Körper noch mehr verschlacken, als solche, die er verwerten kann. Und so beginnt sich die Spirale wieder zu drehen. Verschlackung führt zu Hunger und Hunger zu Verschlackung.

Abhilfe durch Entschlackung

Wenn man das versteht, kann man den Kreislauf allerdings sehr leicht unterbrechen. Konsequente Gewebeentlastung mit basischen Bädern, Darmreinigung, sanfter Bewegung und ausreichend Trinkwasserzufuhr ist angesagt. Parallel dazu empfiehlt sich eine Umstellung auf bewusste, mineral-stoffreiche Ernährung. die in der Hauptsache aus Vollwertgetreide, Obst und Gemüse bestehen sollte. Ja, ich weiß, das ist vielleicht nicht ganz einfach, wird aber immer leichter, wenn man einmal begonnen hat und wenn man weiß, wofür man es tut. Wie bei allem anderen auch ist in erster Linie der Start schwierig und dann noch einmal die Phase, wenn die Anfangseuphorie abgeklungen ist und die ersten Hindernisse auftauchen. Wenn man hier dranbleibt, entsteht eine neue Gewohnheit und die fällt genauso leicht wie die alte.

Alte Gewohnheiten durch neue ersetzen

Jeglicher Gewohnheit liegen Nervenverbindungen zu Grunde, die so oft benützt wurden, dass die Übertragung dort schneller passiert, als anderswo. Es hat sich quasi eine Datenautobahn gebildet und es kommt zu automatisierten Reaktionen, was sehr praktisch sein kann. Denken Sie zum Beispiel ans Autofahren oder eine Sportart, die Sie erlernt haben. Blitzschnell erfolgen die notwendigen Bewegungen, ganz ohne bewusste Konzentration. Allerdings läuft auf diese Art auch unerwünschtes Verhalten ab, ohne dass die Gehirnrinde, also unsere Vernunft, Gelegenheit findet einzugreifen. Die gute Nachricht ist, dass alles was gelernt wurde, auch wieder verlernt werden, bzw. durch etwas neu Erlerntes ersetzt werden kann. Es braucht dazu lediglich eine alternative Nervenverbindung, die genauso gut funktioniert, weil sie oft benutzt wurde.

Um die auszubilden, brauchen Sie nicht mehr als das, was Sie sich anangewöhnen wollen über einen Zeitraum von 30 Tagen konsequent zu üben. Es spielt dabei überhaupt keine Rolle, ob es sich um regelmäßige Bewegung, eine andere Ernährung oder eine neue Art mit dem Partner zu kommunizieren handelt. Wenn Sie es einmal 30 Tage durchgehalten haben, wird es Ihnen leicht fallen. Falls Ihnen das viel vorkommt, überschlagen Sie bitte kurz, wie lange Sie das Verhalten schon ausüben, das Ihnen nicht mehr gefällt. Da ist ein Monat doch nichts, oder? Den gilt es aber wirklich einzuhalten. Wenn Sie nur einen einzigen Tag Pause machen, fangen Sie wieder bei Null an.

Gewichtsverlust durch Ausscheidung von Schlacken und Wassereinlagerungen

Dadurch, dass die im Gewebe eingelagerten Schlackenstoffe gelöst werden und der Säure-Basenhaushalt reguliert wird, kann auch zurückgehaltenes Wasser ausgeschieden werden. Das Körpergewicht reduziert sich und der Allgemeinzustand verbessert sich erheblich. Ich war wirklich erstaunt, worauf sich meine erste Entschlackungskur auswirkte. Zum Beispiel fror ich weniger, konnte wesentlich länger schmerzfrei stehen und gehen, hatte einen stärkeren Bewegungsdrang, keinen Heißhunger mehr, ich schlief besser und die Stärke und Dauer meiner Regelblutung halbierte sich in etwa. Mein Schweiß roch weniger, ich bekam seltener Sonnenbrand und vieles andere mehr. Auch mein psychischer Zustand veränderte sich, ich war ausgeglichener, belastbarer und fröhlicher. Mittlerweile habe ich es mir angewöhnt, zweimal im Jahr für eine Woche eine gründliche Entschlackungskur einzuplanen. Die restliche Zeit erlaube ich es mir durchaus auch zu sündigen, weil sonst die Lebensfreude leidet. Mit regelmäßigen basischen Vollbädern gebe ich meinem Körper dafür aber die Gelegenheit, wieder loszuwerden, was er nicht gebrauchen kann.

Seelisch geistige Aspekte von Übergewicht

Zurück zu Regina, die hochmotiviert gleich mit der Entgiftung loslegen wollte. Vorher hatten wir aber noch den seelisch-geistigen Aspekt ihres Übergewichts zu besprechen. Ich hatte das Gefühl, dass der in ihrem Fall recht maßgeblich war und ich hatte auch schon eine Idee, worum es ging. Gleich zu Beginn unseres Gesprächs hatte sie mir ganz konkrete Hinweise gegeben. Mir war aufgefallen, dass sie nahezu immer lachte, wenn sie etwas sagte, auch dann, wenn sie mir etwas erzählte, was sie stark belastete. Ihr Gesichtsausdruck war immer gleich, zeigte nie das, was sie wirklich fühlte. Es wird oft gemutmaßt, dass korpulente Menschen sich mit ihrer Leibesfülle eine Schutzschicht anlegen. *„Wovor musst du dich schützen?"*, wird dann gefragt.

In diesem Fall kam es mir viel eher so vor, als ginge es bei Regina nicht darum, dass etwas von außen sie gefährdete, als vielmehr dass ihr Inneres versteckt werden sollte. Ich fragte sie, ob sie damit etwas anfangen konnte und zum ersten Mal verschwand das Lächeln und wich einem erstaunten, nachdenklichen Gesichtsausdruck. Aber nur für eine Sekunde, dann lachte sie wieder. *„Na, ich werde doch nicht* *die anderen mit meinen Problemen belasten, das interessiert doch niemanden"*, wiegelte sie ab.

Bingo.
Das was Regina nicht wollte, tat ihr Körper, nämlich zur Last fallen. Wenn Regina also wirklich Ballast abwerfen wollte, musste sie sich von ihren Glaubenssätzen trennen. Nämlich von dem, dass man andere nicht belasten darf, aber auch von dem, dass man das tut, wenn man seine Gefühle zeigt. Sicher kann das vorkommen, aber genauso richtig ist, dass man dem anderen damit sein Vertrauen schenkt. Spielt man ihm etwas vor, übermittelt man die Botschaft, ihm zu misstrauen, ihn nicht ranlassen zu wollen. Intuitiv versuchte Regina mit ihrer herausragenden Herzlichkeit das auszugleichen. Ich merkte, dass sie ziemlich intensiv darüber nachdachte, als ich ihr das so erklärte. Sie meinte dann, dass sie es noch nicht richtig greifen könnte, aber da wohl was Wahres dran wäre.

Mein Rat war, zunächst einmal damit zu beginnen ihren Körper zu unterstützen, anfangs nur mit den basischen Bädern, einer Steigerung der Trinkwassermenge und einer langsamen Umstellung auf weniger Zucker und stattdessen mehr Obst.

Der Blick in die richtige Richtung wird immer belohnt

Für den Fall dass sie sich dazu entscheiden würde, ihre Glaubenssätze in Angriff nehmen zu wollen, riet ich ihr, erst einmal bewusst zu beobachten wie sie sich verhielt, wenn sie mit anderen Menschen zusammenkam und wie sie sich dabei fühlte. Das Ergebnis ihrer Forschungen besprachen wir in unserer zweiten Sitzung, zu der sie bereits mit drei Kilo weniger erschien, obwohl sie subjektiv das Gefühl hatte, gar nicht wirklich etwas Besonderes getan zu haben.

Derartiges erlebe ich ganz oft. Ich empfinde es so, als würde das Leben es belohnen, wenn man den Blick in die richtige Richtung lenkt. Nach einer Anfangsphase mit großen Erfolgen tauchen dann aber oft wieder Hindernisse auf oder auch Phasen, in denen man das Gefühl hat, komplett auf der Stelle zu treten oder sogar rückwärts zu gehen. Wenn man hier durchgegangen ist, beginnen sich die Dinge dann nachhaltig zu verändern.

Regina war aufgefallen, dass sie sich sehr gut fühlte, wenn ihr jemand von seinen Gefühlen erzählte, selbst dann wenn es etwas Negatives war. Es gefiel ihr, einfach zuzuhören, zu trösten oder einen Rat zu geben. Sie fühlte sich gebraucht und konnte sich durch diese Beobachtung leichter vorstellen, dass es vielleicht auch anderen so ging. Außerdem hatte sie festgestellt, dass es ihr wesentlich leichter fiel, etwas von sich zu erzählen, wenn sie im Gespräch mit fremden Personen war. Je enger die Beziehung, umso größer war ihre Angst, abgelehnt zu werden, wenn sie dem anderen zu viel zumutete.

Jeden Tag eine Grenze überqueren

Also riet ich ihr, genau hier weiter zu machen. Jeden Tag eine klitzekleine ihrer Grenzen zu überqueren. Zum Beispiel an der Theke im Supermarkt oder im Restaurant einen kleinen Extrawunsch zu äussern.
„Könnte ich den Salat bitte mit Essig und Öl anstatt mit Joghurtdressing haben?" Für viele eine Selbstverständlichkeit, für Regina ein großer Wachstumsschritt. Ich bat sie auch, sich noch einmal einzufühlen in die Zeit rund um Schwangerschaft und Geburt ihres Sohnes, da das Gewichtsproblem hier ja begonnen hatte. Die Schwangerschaft an sich reichte mir nicht als Erklärung.

Sie räumte dann in der dritten Sitzung ein, dass sie in den ersten Monaten nach der Geburt immer wieder eine gewisse Enttäuschung über sich selbst verspürt hatte, weil sie von der neuen Situation manchmal überfordert war und nicht einfach nur im Mutterglück schwelgte. Immer noch war ihr manchmal alles zu viel. Ihr Mann hatte sich lange ein zweites Kind gewünscht und sie hatte ihm nicht anvertraut, dass sie Angst hatte vor noch einer Belastung, die womöglich so stark gewesen wäre, dass sie das zweite Kind zu wenig lieben hätte können. Sie war sehr froh, dass ihr Mann, jetzt wo ihr Sohn acht Jahre alt war, aufgehört hatte, von weiterem Nachwuchs zu sprechen.

Das Innere zeigen

Als sie mir das erzählte, konnten wir beide richtig spüren, dass eine Last von ihr abfiel. Noch nie hatte sie das ausgesprochen oder auch nur für sich selbst gedanklich oder schriftlich ausformuliert. Das Niederschreiben ist immer eine gute Hilfe, um etwas herauszulassen, was man niemandem sagen möchte. Es ist sehr befreiend. Also lud ich Regina ein, das einmal zu tun und auch darüber nachzudenken, ob sie nicht doch einmal ihren Mann ins Vertrauen ziehen wollte.

Nach diesem Gespräch, etwa zweieinhalb Monate nach unserem ersten Treffen, machte sie noch einmal große Fortschritte in Sachen Gewichtsverlust.
In der vierten Sitzung teilte sie mir dann aber mit, dass sie sich jetzt zutrauen würde, die nächsten Schritte alleine zu gehen. Deswegen arbeitete ich ihr schriftlich eine längerfristige Strategie mit Übungsvorschlägen für die nächsten Monate aus. Sie wollte weiter dranbleiben noch offener zu werden und sich der Welt mehr zu zeigen.

Über eine andere Klientin habe ich danach noch erfahren, dass Regina der Theatergruppe in ihrem Ort beigetreten ist. Eine absolut geniale Idee. Zwar wird hier der Punkt nicht aufgegriffen, sich selbst mit ihren Gefühlen zu zeigen, aber mit Sicherheit musste sie trotzdem große Ängste überwinden, sich einem Publikum zu präsentieren und dabei womöglich Fehler zu machen.

Man wird auch mit der besten Deutung ohnehin nicht immer ganz genau voraussagen können, welche Schritte genau zum Erfolg führen. Manchmal mache ich einen Vorschlag, der dem Klienten nicht gefällt und er oder sie macht dann einen Gegenvorschlag, der mir nicht besonders gefällt, aber trotzdem gut funktioniert. In der Hauptsache geht es darum, die Bereitschaft zu zeigen, Dinge zu verändern und mit einer gewissen Leichtigkeit einfach verschiedene Sachen auszuprobieren und zu sehen, wo es hinführt. Mit Sicherheit gibt es aber viele Wege zum Ziel.

Wichtige Punkte, die es im Fall von Übergewicht zu bedenken gilt, sind:

- Dem Körper Möglichkeiten zum Ausgleich des Säure-Basen-Haushalts sowie zur Ausscheidung von Schlackenstoffen geben.
- Ehrlich hinterfragen, ob man möglicherweise etwas verbergen oder sich vor etwas schützen möchte.
- Gibt es ein Thema mit dem Stichwort „zur Last fallen"?

Allergien am Beispiel von Florian

Ich kannte Florian schon aus dem Bekanntenkreis, bevor er in meine Praxis kam. Er wollte endlich seinen starken Heuschnupfen loswerden.
Florian war 28, Schreiner von Beruf, verheiratet und hatte eine Tochter. Er lebte mit seiner Familie auf dem großen landwirtschaftlichen Betrieb seiner Schwiegereltern. Der Schwiegervater war jedoch bereits verstorben und alle wichtigen Entscheidungen traf Martina, Florians Frau. Auch sie kannte ich recht gut. Sie war eine sehr tatkräftige, resolute Frau. Schon in jungen Jahren hatte sie den elterlichen Hof modernisiert und zu dem gemacht, was er jetzt war. Florian war ihr dabei zur Seite gestanden und setzte ihre Ideen durch sein handwerkliches Geschick in die Praxis um. Er erledigte alles was anfiel, bediente und reparierte die Maschinen, versorgte die Tiere, renovierte die Gebäude. Seine Frau erledigte den bürokratischen Teil, den Haushalt und teilte ein, was getan werden musste.

Ich hatte die beiden schon öfter zu Hause besucht, doch bei solchen Gelegenheiten war Florian nie mit uns am Tisch gesessen. Er war ständig auf Achse und sehr oft hatte er gerade erst mit etwas begonnen, als ihm Martina schon wieder einen neuen, noch dringenderen Auftrag zurief. Auch wenn wir uns unterhielten, hatte sie ihn stets im Visier, um ihn umgehend zu kritisieren, wenn er was nicht nach ihren Vorstellungen erledigte. Florians Reaktion darauf waren furchtbar böse Blicke ohne Worte. In der Regel tat er dann was sie wollte, aber mit sichtlichem Unbehagen.

Einmal erlebte ich es, dass Martina zu weit ging in ihrer Kritik. Florians Gesicht lief feuerrot an und er begann zu schreien und zu schimpfen, als wäre ein Ventil geplatzt. Der Ausbruch schien längst überfällig gewesen zu sein.

Insgesamt machte er auf mich immer einen recht unglücklichen Eindruck. Er blickte mürrisch drein und sprach von sich aus so gut wie nichts. Wurde er angesprochen, reagierte er wesentlich freundlicher als sein Gesichtsausdruck hätte vermuten lassen. Seine Stimme klang stets ein wenig unsicher und er mied den direkten Blickkontakt. So auch in meiner Praxis.

Allergien weisen auf gestaute Aggressionen hin

Nachdem Sie Florian nun ein wenig kennen gelernt haben, können Sie sicher schon ahnen, wo sein Problem in etwa liegt. Er tut sich schwer, seine Bedürfnisse zu vertreten. Anstatt öfter mal Nein zu sagen, hält er alles so lange aus, bis er wirklich nicht mehr kann und ihm der Kragen platzt.

Doch was hat das mit seiner Allergie zu tun?

Was bei so einer Allergie passiert, ist mit folgender Situation vergleichbar: Stellen Sie sich vor, ein einzelner Urlauber überquert die Grenze eines Landes und völlig grundlos schickt die Regierung alle ihre Armeen aus, um den Armen zu bekämpfen. Es handelt sich um eine total übersteigerte und völlig unangebrachte Aggressionsreaktion auf einen Reiz, der in einem nicht allergischen Organismus überhaupt keinen Schaden anrichten könnte, oft sogar nützlich ist.

Es ist also zu einem Ungleichgewicht im Themenbereich der Aggression gekommen. Allergiker sind oft so friedfertige Menschen, dass sie verständnislos den Kopf schütteln, wenn man ihnen sagt, dass ihre

Symptome etwas mit Aggressionen zu tun haben. *„Ich bin doch nicht aggressiv“*, sagen sie dann lächelnd. Doch das stimmt so nicht. Nach dem Yin Yang Prinzip ist immer grundsätzlich beides in uns angelegt. Jeder hat eine aggressive und eine friedfertige Seite. Wird eine davon auf der geistig-seelischen Ebene überhaupt nicht gelebt, übernimmt der Körper diesen Part.

Aggression als natürliches Verhalten annehmen

Der Betroffene ist aufgefordert, wieder mit seinen vermeintlich negativen Gefühlen in Kontakt zu kommen und sie zumindest ein Stück weit in sein Leben zu integrieren. Aggressionsverhalten ist im Tierreich ein ganz wichtiges Vitalitätszeichen. Das Überleben wird dadurch gesichert und auch für die Revierverteidigung und die Nahrungssicherung wird es dringend benötigt. Fehlt es völlig, ist das Tier sehr schwer krank. Ich habe auch keineswegs das Gefühl, dass mein Hund ein schlechtes Gewissen hat, wenn er den Nachbarshund knurrend zurechtweist, wenn der zu lange an seinem Hintern herumschnüffelt. Nur wir Menschen bewerten deutliche Unmutsäußerungen dermaßen negativ und erlauben sie uns nicht. Manchem ist das Unterdrücken so in Fleisch und Blut übergegangen, dass er nicht einmal mehr fühlen kann, wenn wichtige Bedürfnisse unerfüllt bleiben und ein Teil des Systems dagegen rebelliert. So jemandem kann es völlig absurd erscheinen, dass er lernen soll, rigoroser für sich selbst einzustehen. Ist doch alles bestens. Bis auf die schlimme Allergie eben.

Wie kann das praktisch aussehen, Aggressionsverhalten bewusst ins Leben zu integrieren?

Zunächst einmal ist es eine gute Vorübung (im Übrigen auch bei anderen Symptomatiken), sich zu überlegen was eigentlich die wichtigsten Grundbedürfnisse sind. Wie würde ein optimaler Tagesablauf aussehen?
Welche Punkte fehlen dauerhaft? Was kann praktisch unternommen werden, damit die Bedürfnisse in höherem Maß erfüllt werden?

Eine weitere gute Übung ist es, die eigenen Emotionen zu beobachten.
Vor allem dann, wenn negative Gefühle aufkommen, sollte man sich kurz die Zeit nehmen um zu registrieren: *„Ah, jetzt werde ich wütend“, „ich spüre, dass mich das traurig macht“* oder *„ich schäme mich gerade“*.

Nur die gedankliche Feststellung allein ist schon befreiend. Noch wirksamer kann eine schriftliche Ausformulierung sein. Es sollte jedoch in einer neutralen, beobachtenden Haltung passieren, ganz ohne Selbstkritik. Jedes Gefühl darf sein, egal ob gut oder schlecht, auch wenn es vielleicht momentan nicht angenehm ist. Was dadurch erreicht werden soll ist, sich der inneren Prozesse wieder bewusster zu werden, damit der Körper in seiner Funktion als Übermittler von seelischen Botschaften entlastet wird.

Negative Gefühle zulassen

Nach einer gewissen Zeit der konstanten Beobachtung, werden Sie ziemlich genau wissen, welche Reize bei Ihnen welche Gefühle auslösen.
Im nächsten Schritt kann das, was als negativ empfunden wird, konstruktiv genutzt werden. Man weiß ja, dass zum Beispiel Künstler gerade unter Wut oder Trauer besonders kreativ sein können. Sicher

steckt auch in Ihnen eine kreative Ader. Oder Sie nützen die Energie, um sich sportlich zu betätigen, zu tanzen oder laut zu singen. Sie können auch in ein Kissen boxen oder beißen oder ganz spontan eine längst fällige Entrümpelungsaktion starten. Möglichkeiten gibt es unendlich viele. Ich wähle in den allermeisten Fällen das Schreiben. Die besten Artikel entstehen bei mir oft nach besonders schmerzhaften Kritiken. Aus schwierigen Sitzungen mit Klienten oder Streits mit meinem Partner werden manchmal ganze Buchkonzepte.

Im Zusammenleben mit Kindern ist es übrigens eine gute Sache, den Kleinen schon früh zu signalisieren, dass negative Gefühle zum Leben dazu gehören. Hat das Kind zum Beispiel Angst und die Mama reagiert mit einem: *„Du brauchst doch keine Angst zu haben“*, kommt auf der anderen Seite an, dass es nicht gut ist sich zu fürchten. Es scheint so, als wäre die Mama selbst niemals ein Hasenfuß und die Mama ist natürlich das große Vorbild. Das Ergebnis kann sein, dass Gefühle dann zunehmend unterdrückt werden. Viel besser ist es aus meiner Sicht zu sagen: *„Das kann ich gut verstehen, ich fürchte mich auch manchmal. Komm, wir fürchten uns ein bisschen gemeinsam“*, oder Ähnliches. Bei Wut kann man gemeinsam in ein Kissen boxen und natürlich kann man auch zusammen traurig sein. Wenn Emotionen sein dürfen, verschwinden sie meist sehr schnell wieder, während das versuchte Meiden viel Energie kostet und doch nie wirklich gelingt. Meist führt es sogar genau zu dem, was man damit eigentlich vermeiden wollte: Das ungeliebte Gefühl wird zu einem latenten Dauerzustand und wirkt sich irgendwann auch körperlich aus.

Genau das ist beim Allergiker passiert, die unterdrückte Aggression hat sich einen anderen Weg gebahnt. Die absolut klassische

Allergiker-Persönlichkeit gibt es jedoch nicht. Während der eine absolut kein Wässerchen trüben kann, seinen Mitmenschen alles nachsieht und nicht einmal mehr spürt, wenn ihm etwas nicht gut tut, ist der andere vielleicht jemand, der bei jeder Lappalie zu cholerischen Ausbrüchen neigt. Man kann aber durchaus generalisierend sagen, dass es den Geplagten schwerfällt, ihre Bedürfnisse klar und bestimmt zu vertreten, ohne ein schlechtes Gewissen dabei zu haben. Doch was man nicht kann, muss man einfach nur ein bisschen üben.

Hier setzten Florian und ich bei unserer gemeinsamen Arbeit an. Auch er hatte nicht gelernt, seiner Wut konstruktiv Ausdruck zu verleihen und sie dadurch loszulassen. So lange er es noch irgendwie aushalten konnte, schluckte er das, was er eigentlich gerne gesagt hätte, hinunter und irgendwann brachte eine Kleinigkeit das Fass zum Überlaufen und er explodierte.

Aufschreiben, was wütend macht

Eine der ersten Übungen, die ich ihm auftrug, war, dass er die Situationen schriftlich festhalten sollte, in denen er spüren konnte, dass er wütend wurde. Selbst dann, wenn es nur ein ganz kleines bisschen war. Er machte die Beobachtung, dass das erstaunlich oft der Fall war. Ein Blick von Martina konnte schon ausreichen, die Art, wie sie mit der gemeinsamen Tochter sprach und dass sie wirklich jede Kleinigkeit mit ihrer Mutter besprechen musste. Es fiel ihm auf, dass er sie mindestens ebenso oft kritisierte wie sie ihn, nur eben in Gedanken, ohne es auszusprechen. Ein ganz klassisches Beispiel dafür, dass einen am Gegenüber immer genau das am meisten stört, was man an sich selbst nicht erkennen möchte.

Indem Florian hier an sich arbeitete, erhob er sich aus der Haltung des hilflosen Opfers und fand eine Möglichkeit, aktiv die Lage zu beeinflussen.
Außerdem befreite ihn die schriftliche Ausformulierung seines Ärgers davon, ihn mit sich herum zu schleppen, ganz ohne die Beziehung damit zu belasten. Es ist immer eine gute Idee zu schreiben, was man nicht sagen möchte.

Parallel dazu schlug ich ihm vor, sich nach einer Möglichkeit umzusehen, seinen Aggressionsstau auch regelmäßig körperlich abzubauen. Nachdem ein guter Freund von ihm schon lange begeistert Karate trainierte, beschloss er, ihn einmal zu begleiten und sich die Sache anzusehen. Tatsächlich war er fasziniert und geht seitdem selbst zweimal wöchentlich diesem genialen Sport nach, was ihm sehr gut tut.

Helfen, wenn der Körper ausscheiden will

Natürlich unterstützten wir auch seinen Körper, nämlich durch konsequentes Entgiften über drei Monate, inklusive einer Pilzdiät, da meine Austestung ergab, dass eine massive Candida-Belastung vorlag. Auf die Symptomatiken, die sich aus der heutzutage sehr verbreiteten Verpilzung ergeben, und die sinnvollen Gegenmaßnahmen gehe ich ausführlich in meinem Entgiftungsbuch ein.

Ob Pilz oder nicht, Entgiftung ist bei Allergien immer wichtig und hilfreich. Der Körper möchte sich offensichtlich reinigen, denn schließlich wirft er aus verschiedensten Öffnungen Dreck hinaus. Rotz aus der Nase, Auswurf aus der Lunge, Tränen aus den Augen, bei Ausschlägen öffnet sich die Haut und bei Nahrungsunverträglichkeiten kommt es zu Durchfällen. Demzufolge ist es nicht nur eine gute erste Hilfe, noch weitere Tore für die Ausscheidung zu öffnen, zum Beispiel über basische Bäder oder Wassereinläufe. Bei konsequent durchgeführter Entgiftung verschwindet die Symptomatik oft sogar dann dauerhaft, wenn auf der seelisch-geistigen Ebene nicht konkret angesetzt wird. Wobei man allerdings sagen muss, dass sich der Loslassprozess den man dadurch initiiert, in der Regel ganz automatisch auch auf die Seele auswirkt. Gesundwerden dreht sich eigentlich immer ums Loslassen.

Florian bemerkte schon nach drei Wochen eine deutliche Verbesserung seiner Symptomatik. Nach drei Monaten waren alle Beschwerden verschwunden und im Jahr darauf erlebte er den ersten unbeschwerten Frühling seit langem. Zudem entspannte sich seine familiäre Situation erheblich.

Ich erinnere mich auch noch gut an eine andere Allergie-Klientin. Als sie das erste Mal zu mir kam, ging es ihr wirklich nicht gut. Sie hatte nicht nur extremen Heuschnupfen sondern auch allergisches Asthma und musste ziemlich viele Medikamente nehmen. Sie war eine begeisterte Reiterin, aber die Symptome nahmen ihr jede Freude an ihrem Hobby und an ihrem eigenen Pferd. Ausritte in der freien Natur waren genauso eine Qual, wie den Stall zu betreten, in dem es in jeder Ecke Heustaub gab. Außerdem nahm sie regelmäßig Schlaftabletten, weil für sie im Sommer sonst an keinen Schlaf zu denken war.

Doch ihr Leidensdruck sorgte für echten Veränderungswillen. Die erste Woche nach unserem Gespräch verließ sie ihr basisches Bad fast nur für die Einläufe. Schon in der zweiten Woche berichtete sie mir von ihrem ersten genussvollen Ausritt seit Jahren. Und das wohlgemerkt im Juni. Nach und nach konnte sie sämtliche Medikamente dauerhaft weglassen, selbstverständlich auf eigene Verantwortung, denn diesbezüglich darf ich niemandem raten.

Die Allergie zeigt, dass Davonlaufen sinnlos ist

Schauen wir uns noch kurz gemeinsam an, wie die Schulmedizin mit Allergien umgeht. Zunächst einmal wird ein ziemlich großer Aufwand betrieben, die allergieauslösende Substanz (Allergen) herauszufinden. Bei Nahrungsmittelunverträglichkeiten wird dann meist dazu geraten, das Allergen zu meiden, also auf die entsprechenden Speisen zu verzichten. Dann gibt es noch die Therapie der Hyposensibilisierung die z.B. bei Überempfindlichkeiten gegen Pflanzenpollen oder Insektenstichen zum Einsatz kommt. Hierbei wird versucht, mit minimalen aber sich steigernden Allergendosen beim Körper einen Gewöhnungseffekt zu erzielen und seine Reaktion zu mindern.

Das Ergebnis schaut dann oft so aus, dass es nicht lange dauert bis der Körper sich einen anderen Auslöser sucht. Hierbei kann ich auch aus eigener Erfahrung berichten. Am Anfang meiner 13 jährigen Erkrankung reagierte ich übersensibel auf Rucola-Salat. Zwar fand ich es schade, denn ich mochte ihn gerne, aber es stellte auch kein Problem für mich dar darauf zu verzichten. Wenig später bemerkte ich, dass es mir nach dem Genuss von Pilzen nicht gut ging, dann kamen sämtliche Milchprodukte an die Reihe und nach wenigen Jahren fürchtete ich mich vor jedem Essen, weil ich nie wusste, wie ich reagieren würde. Es gab so gut wie nichts mehr, was ich an jedem Tag problemlos essen konnte.

Das mag auf den ersten Blick schrecklich erscheinen, doch andererseits finde ich höchst wertvoll, was uns das Krankheitsbild der Allergie hier übermittelt: Davonlaufen gilt nicht. Hinschauen und selbst etwas verändern ist gefragt!!!

Trotzdem rate auch ich zu Beginn des Prozesses dazu, bis hin zu einer gewissen Stabilisierung das Allergen zu meiden. Nach erfolgter Reinigung halte ich es jedoch für wichtig, sich langsam aber zunehmend wieder damit zu konfrontieren.

Vorsichtshalber die Einstellung zum Leben hinterfragen

Einen letzten, sehr tiefgehenden Aspekt möchte ich noch erwähnen. Es fällt auf, dass sehr häufig etwas nicht vertragen wird, was eigentlich lebensnotwendig ist. Ganz viele Allergien haben direkt oder indirekt mit unserer Nahrung zu tun, die wir dringend brauchen. Nicht nur die Nahrungsmittelunverträglichkeiten selbst, sondern auch die Reaktionen gegen Pflanzenpollen oder Insekten. Ohne Pflanzenpollen keine Nahrung und auch nicht ohne die bestäubenden Insekten. Diesbezüglich lässt sich auch ein Bezug zu *„befruchtenden Prozessen"*, also zur Sexualität nicht leugnen. Dann sind da noch die Tierhaarallergien.
Auch die Tiere brauchen wir ganz dringend, einerseits als Nahrungslieferanten, andererseits aber auch weil der Umgang mit ihnen für uns sehr heilsam ist. Man könnte also sagen, dass eine derartige Allergie darauf hinweist, dass auf einer tiefen Ebene das Verhältnis zum Leben an sich bis zu einem gewissen Grad gestört ist. Wenn Sie selbst betroffen sind, fühlen Sie sich vielleicht einmal in dieses Thema ein und fragen Sie sich ehrlich, wie es mit ihrer Lebensfreude aussieht. Vielleicht ist es angebracht, hier bewusste Arbeit zu leisten.

Und hier noch einmal die wichtigsten Punkte zur Allergie:

- Die eigenen Aggressionen wieder spüren, annehmen und kanalisieren.
- Mit Entgiften das körperliche und seelische Loslassen unterstützen.
- Bis zur Stabilisierung das Allergen meiden.
- Die Einstellung zum Leben als Ganzes hinterfragen. Wie steht es um die Lebensfreude?

Chronische Dickdarmentzündung am Beispiel von Martin

Als Martin das erste Mal zu mir kam, war er sehr verzweifelt. Er war 54 Jahre alt und litt seit fast fünf Jahren an einer chronischen Dickdarmentzündung, die im Laufe der Zeit immer schlimmer geworden war. Zunächst hatte er nur leichte Durchfälle gehabt, die dann aber immer unkontrollierbarer wurden. Zudem waren sie meistens mit dem Abgang größerer Blutmengen verbunden. Selbst Autofahrten von etwa einer Stunde musste er oft unterbrechen, so dass er eigentlich jeder Erledigung mit Unbehagen entgegensah. Manchmal beschmutzte er sich sogar. Seine Arbeitsstelle im Außendienst hatte er wegen der häufigen Krankenstände mittlerweile verloren. In seinem Alter noch eine Stelle zu finden, war ohnehin schon schwierig, aber in Kombination mit seiner Krankheit wagte er gar nicht daran zu denken, wieder arbeiten zu können. Er hatte einen jahrelangen Ärztelauf hinter sich und war hauptsächlich mit Cortisonpräparaten behandelt worden. Zunächst in Tablettenform, später musste er regelmäßig zu speziellen Kuren für einige Tage ins Krankenhaus.

Die Behandlung mit Cortison ist rein symptomatisch. Dabei wird lediglich die Immunreaktion des Körpers unterdrückt, so ähnlich, wie wenn man im Auto die Birne herausschraubt, wenn die Öllampe leuchtet.

Martin wusste das auch, aber er sah sich keinen anderen Ausweg. Nach einer solchen Kur hatte er wenigstens immer für einige Wochen Ruhe gehabt, bevor es wieder von vorne losging. Doch die Abstände wurden immer geringer und seit etwa einem halben Jahr bewirkten sie überhaupt keinen Unterschied mehr. Nicht einen einzigen Tag konnten seine blutigen Durchfälle dadurch gestoppt werden.

Man kann sich sehr gut vorstellen, dass Martin überhaupt keine Lebensfreude mehr hatte.

Wie entstehen Probleme im Dickdarm?

Weil es absolut offensichtlich war, dass seine Dickdarmschleimhaut schwer in Mitleidenschaft gezogen war, musste hier als allererstes angesetzt werden. Bei Darmerkrankungen rate ich stets als allererstes zu einer sanften inneren Reinigung über Wassereinläufe.

In unserem Dickdarm erfolgt nur noch sehr wenig Nährstoffresorption, stattdessen wird hier der Nahrungsbrei durch die Rückholung von Wasser eingedickt. Weil oft viel zu wenig getrunken wird, versucht der Körper verstärkt Wasser aus dem Darm zurückzuholen, so dass viel mehr eingedickt wird als notwendig. Dadurch wird der Weitertransport erschwert. Hinzu kommt noch, dass oft viel zu große Mengen Nahrung aufgenommen werden, weil aufgrund des niedrigen Nährstoffgehalts keine Sättigung erfolgt. Außerdem sind in der Regel viel zu wenige Ballaststoffe enthalten. Das sind Faserstoffe, die in den Schalen von Obst, Gemüse und Vollwertgetreide enthalten sind und die den Darm bei der Peristaltik unterstützen. Auch körperliche Bewegung unterstützt den Darm bei seinen Transportvorgängen.

Die Peristaltik funktioniert hauptsächlich dadurch, dass der Darm stark gefältelt ist und sich die Falten zusammenziehen und wieder ausstrecken. Aufgrund der erwähnten Ursachen, also Flüssigkeits-, Bewegungs- und Ballaststoffmangel bei gleichzeitigem Nahrungsüberschuss, kommt es nun aber dazu, dass der Weitertransport unzureichend erfolgt. Die Nahrungsreste bleiben zu lange im Darm, in den Tiefen der Darmfalten bleibt etwas liegen und die Schleimhaut wird gedehnt. Dann beginnt ein Teufelskreis, denn dadurch wird ein Zusammenziehen und Dehnen der Darmfalten immer schwieriger.

Schlimme Zustände in den Därmen der westlichen Welt

Bei den meisten Menschen in der westlichen Welt sieht die Situation im Darm so aus, dass ein Gang zur Toilette erst dann möglich ist, wenn der gesamte Dickdarm komplett angefüllt ist und sozusagen das Würstchen schon fast wieder beim Hintern heraushängt. Man weiß, dass zum Beispiel Afrikaner im Schnitt vier Mal so viel Kot absetzen wie Europäer und dabei in der Regel sehr viel weniger essen. Außerdem muss man ja nur einmal einen Blick auf unsere Haustiere werfen. Ein Hund, der als sogenannter Fleischfresser einen wesentlich kürzeren Darm hat, geht am Tag durchaus circa vier Mal auf die große Seite. Wir sind Allesfresser, am Nächsten aber mit den großen Menschenaffen verwandt, die sich hauptsächlich von Blättern und Früchten ernähren. Es ist ihnen sicher schon einmal aufgefallen, wie viel Kot so ein Pflanzenfresser täglich verliert. Denken Sie an Hase, Pferd oder Kuh. Da wird kaum mal eine Stunde Pause eingelegt.

Wir müssten also, wenn alles normal laufen würde, eher öfter als ein Hund aufs Klo gehen und nicht weniger oft. Die meisten Menschen sind aber schon froh, wenn es einmal am Tag funktioniert und diese Frequenz wird als „normal“ angenommen. In Wahrheit handelt es sich hierbei um eine ernstzunehmende Verstopfungsproblematik. Die Schleimhaut leidet immens unter dieser Situation und reagiert mit Entzündungen. Irgendwann dreht sich das Blatt dann oft und es setzen Durchfälle ein, eine natürliche Regulationsregulation weil eine weitere Dehnung nicht möglich wäre und der Körper verzweifelt versucht, den uralten Dreck loszuwerden, der manchmal sogar jahrelang in den Falten liegen bleibt.

Einfache Abhilfe ist möglich

Eigentlich versteht es sich von selbst, dass es hier eine gute Sache ist, den Körper in seinen Vorhaben zu unterstützen. Ganz einfache Wassereinläufe, kombiniert mit Bauchmassagen über einen Zeitraum von circa drei Wochen, befreien die Schleimhaut von den unappetitlichen und bewegungseinschränkenden Schichten. Erst dann können evtl. vorhandene Wunden beginnen auszuheilen.

Bei Martin war davon auszugehen, dass wir es mit einer Vielzahl solcher Wunden zu tun hatten, deswegen habe ich ihm empfohlen, es mit Käsepappelteeeinläufen zu probieren. Die Blätter der wilden Malve wirken stark entzündungshemmend, wundheilend und sogar leicht antibiotisch. Auch zur Spülung entzündeter äußerer Wunden verwende ich ihn gerne und erfolgreich.

Weitere Maßnahmen auf der körperlichen Ebene hielt ich vorerst nicht für notwendig, ich wollte zuerst überprüfen, wie er darauf reagieren würde.

Überprüfen, ob es Leichen im Keller gibt

In der Zwischenzeit versuchte ich aber herauszufinden, was für seelische Themen hinter der Symptomatik stecken konnten. Es empfiehlt sich zunächst ja immer, erst einmal nüchtern festzuhalten, was die eigentliche Aufgabe des betroffenen Organs ist und was gerade dort passiert.
Beim Dickdarm geht es in erster Linie ums Loslassen. Wie bereits erwähnt, werden hier so gut wie keine Nährstoffe mehr aufgenom-

men, sondern nur noch die letzten Erledigungen getroffen um ausscheiden zu können, was nicht mehr gebraucht wird. Während des abschließenden Ausscheidungsvorgangs kommt es kurz zum sicht- und riechbar werden dessen, was da herauskommt. Bei Menschen, die unter Verstopfung leiden, kann das ein Hinweis sein, dass es da etwas Stinkendes gibt, was nicht nach außen dringen soll. Mit anderen Worten ausgedrückt, könnten da irgendwelche Leichen im Keller liegen, an die man nicht so gerne erinnert werden will. Worum es sich genau handelt, ist natürlich mit dem Betroffenen persönlich zu klären.

Bei Martin sah die Sache aber so aus, dass er gezwungen wurde, viel mehr loszulassen als er eigentlich wollte und auch nicht kontrollieren konnte, was er behalten oder hergeben wollte. Das machte ihm Angst, die man ihm allerdings nur bei sehr genauem Einfühlen anmerken konnte. Er war sehr kontrolliert und sprach stets sehr ruhig. Tatsächlich erzählte er mir, dass er vor vielen Jahren sein Einfamilienhaus, in dem er mit seiner Familie lebte, auf einem gepachteten Grundstück errichtet hatte. Plötzlich hatte der Verpächter den Zins jedoch um ein Vielfaches erhöht. Martin fühlte sich ausgeliefert, denn er konnte sein Haus weder woanders hin mitnehmen, noch konnte er mit einem vernünftigen Kaufpreis rechnen. Kernig ausgedrückt fühlte er sich im wahrsten Sinne des Wortes beschissen.

Den Körper von seiner Verantwortung befreien

Auch wenn man an der Situation per se erst einmal nichts ändern konnte, so war es doch wichtig, sich den offensichtlichen Zusammenhang und die dazugehörigen Gefühle einmal einzugestehen, um den Körper von seiner Verantwortung zu befreien, immer und immer wieder darauf aufmerksam machen zu müssen. Im Sinne des aufschlussreichen Satzes *„wozu zwingt mich die Krankheit und wovon hält sie mich ab?"*, würde es über kurz oder lang notwendig sein, freiwillig die Kontrolle aufzugeben, loszulassen und sich nach einem Plan B umzusehen.

Das tat Martin dann schließlich auch. Er begann sich nach Grundstücken umzusehen und plante einen neuen Hausbau. Er war übrigens nur zweimal bei mir, rief mich aber immer wieder an um mir zu berichten.
Er zog die Darmspülungen mit Käsepappeltee eigenverantwortlich mehrere Wochen lang täglich durch. Zudem trank er auch große Mengen des Tees. Dann ging er dazu über, nur noch jeden zweiten Tag einen Einlauf zu machen, schließlich nur noch einmal wöchentlich und dann ganz nach Gefühl.

Es dauerte etwa zwei Wochen bis seine Durchfälle nur noch ganz selten Spuren von Blut enthielten. Circa drei Monate nach unserer ersten Begegnung konnte er eine neue Arbeitsstelle antreten. Als ich das letzte Mal mit ihm telefonierte, musste er noch ein wenig darauf achten, bestimmte Nahrungsmittel nur in geringen Mengen zu sich zu nehmen, auch machte er immer noch ab und an Darmspülungen. Ansonsten konnte er ein vollkommen normales Leben führen. Er war mir unglaublich dankbar, obwohl ich eigentlich gar nicht wirklich etwas getan hatte. Er hatte sich selbst geholfen. Ich habe ihm nur eine Richtung gezeigt und ihm den Mut gegeben dass es in jedem Fall möglich für ihn war, wieder gesund zu werden, auch wenn die Ärzte ihm was anderes gesagt hatten.

Für solche Geschichten und solche Kunden wie Martin stehe ich jeden Morgen auf und schreibe Bücher wie dieses. Da mache ich mich dann auch gerne beim Einen oder Anderen unbeliebt, damit kann ich gut leben. Und ich muss gestehen, dass es mich auch nach elf Jahren Selbständigkeit noch immer überrascht, wie sich der Körper aus scheinbar ausweglosen Situationen regulieren kann, wenn man ihn lässt und sinnvoll unterstützt. Worunter auch immer Sie leiden, geben Sie nicht auf!

Hier noch einmal in der Kürze, woran Sie bei Dickdarmproblemen denken sollten:

- Im Grunde genommen muss man von einer relativ massiven Verstopfungsproblematik in der westlichen Welt als Grundsituation ausgehen. Einläufe können hier in jedem Fall helfen, wenn eine Entzündung vermutet wird, am Besten mit abgekühltem Käsepappeltee.
- In der Regel zeigen die Schwierigkeiten an, dass im übertragenen Sinn etwas nicht losgelassen werden will oder kann.

Kniebeschwerden am Beispiel von Renate

Renate kam zu mir, als mein Behandlungsraum noch im ersten Stock gelegen war. Die Treppen nach oben waren ein nahezu unüberwindliches Hindernis für sie. Ohne Übertreibung benötigte sie dafür etwa zehn Minuten. Stufe für Stufe setze sie erst den rechten Fuß hinauf, dann zog sie sich mit dem rechten Arm am Geländer hoch und gleichzeitig hievte sie mit der linken Hand an ihrem linken Hosenbein den anderen Fuß nach oben. Danach musste sie kurz ausschnaufen, bevor sie die nächste Stufe in Angriff nehmen konnte. Sie war Anfang 60, hatte gute 30 Kilo Übergewicht und ihr linkes Knie spielte nicht mehr mit.

Das Gehen war sehr schmerzhaft für sie, Treppensteigen die Hölle, Bücken und Knien absolut unmöglich und auch wenn sie in völliger Ruhe saß oder lag, stufte sie ihren Schmerz auf 3-4 von 10 Punkten ein. Seit acht Jahren hatte sie deswegen nicht mehr durchgeschlafen und keinen einzigen schmerzfreien Tag erlebt.

Spiegel im Schlafzimmer auf jeden Fall verhängen oder entfernen

Eine meiner ersten Fragen bei Gelenksproblemen ist immer, ob es im Schlafzimmer einen Spiegel gibt. Renate bejahte, was mich nicht überraschte.

Aus dem Feng Shui weiß man, dass ein Spiegel die Raumenergie stark belebt. Ein Grund, warum sie niemals ein chinesisches Restaurant besuchen werden, in dem kein Spiegel hängt. Wenn Sie selbst über Geschäftsräume verfügen, probieren Sie doch auch einmal aus, einen aufzuhängen, es könnte sich durchaus belebend auf den Umsatz auswirken.

Auch in Wohnräumen ist nichts gegen Spiegelflächen einzuwenden, aber in einem Schlafraum wirkt sich die Energetisierung dahingehend aus, dass die Tiefschlafphase gestört wird. Man merkt es zunächst nur daran, dass man sich nicht ausgeruht fühlt, aber über die Jahre können diverse Krankheiten dadurch mitverursacht werden.

Im Übrigen ist jede Symptomatik multifaktoriell, es müssen also mehrere Faktoren zusammen kommen, damit sie sich entwickelt. Ein Spiegel im Schlafzimmer allein wird keinen Menschen krank machen, aber in Kombination mit Stress, einer schlechten Ernährung und einer zerrütteten Partnerschaft, schaut die Geschichte schon anders aus. Ich rate Ihnen also, jeden Störfaktor, der leicht zu beseitigen ist, unbedingt auszuschalten. Wenn man den Spiegel nicht einfach abhängen kann, weil er zum Beispiel in eine Schrankwand integriert ist, empfiehlt es sich, ihn beim Schlafen mit einem Laken zu verhängen, das man auf dem Kasten mit einem schweren Gegenstand beschwert, so dass man es tagsüber nach oben geben und abends wieder herunterholen kann. Es gibt auch Papiervorhänge, die man an Deckenschienen befestigen kann und die sogar sehr dekorativ aussehen.

In all den Jahren meiner Tätigkeit, hatte ich so gut wie nie einen Kunden mit schweren Gelenksbeschwerden vor mir sitzen, der keinen Spiegel im Schlafraum hatte, auch wenn ich nicht erklären kann, warum er sich gerade darauf so eklatant auswirkt. Ich freue mich immer wenn es tatsächlich so ist, weil ich schon im Voraus weiß, dass allein durch die Beseitigung eine Verbesserung erreicht werden wird.

Schlackenstoffe werden häufig in die Gelenke eingelagert

Das nächste Thema, das ich Renate gegenüber ansprach, drehte sich natürlich um das Entgiften. Nicht nur dass Übergewicht die Gelenke

extrem belastet, Beschwerden wie die von Renate sind ein recht deutlicher Hinweis, dass Schlackenstoffe im Gelenk eingelagert wurden.
Wenn der Körper übersäuert ist, muss er die Säuren ausgleichen, indem er sie mit Hilfe von Mineralien in Salze verwandelt. Im allgemeinen Sprachgebrauch spricht man von Schlackenstoffen, die oft nur unzureichend ausgeschieden werden können. Zum Beispiel wegen der im letzten Kapitel angesprochenen Darmträgheit. Wenn Sie Näheres darüber wissen wollen, verweise ich noch einmal auf mein Entgiftungsbuch.
Was nicht raus kann, muss irgendwo aufbewahrt werden. Zunächst wird das Fettgewebe aufgefüllt, nach und nach muss aber auch auf wichtigere Bereiche zurückgegriffen werden. Damit die lebenswichtigen Organe längstmöglich frei gehalten werden können, kommt es zum Beispiel zur Einlagerung in die Gelenke. Da Salze bekanntermaßen Kristallform haben, verfügen sie über scharfe Kanten, die die empfindliche Gelenkshaut (Synovia) von innen reizen und Entzündungen hervorrufen.

Wassermangel kann zur Schädigung des Knorpels führen

Was man auch wissen sollte, ist, dass schmerzende Gelenke auf eine chronische Dehydrierung, also einen bereits länger bestehenden Wassermangel hinweisen. Wenn der Körper einen Mangel erleidet, ist er immer gezwungen, seine Reserven aus den Lagerstätten zu mobilisieren. Die Lagerstätten für Wasser sind die Knorpel. Wenn man, wie ich als Tierärztin, schon oft einen tierischen Knorpel in der Hand hatte, kann man das ganz deutlich sehen. Vielleicht hatten Sie ja auch schon die Gelegenheit, zum Beispiel beim Kochen.

Vor allem in den Bandscheiben ist ganz viel Wasser gespeichert. Sie fühlen sich richtig geleeartig an. Doch auch in allen anderen Gelenken sind die Knochenenden von Knorpelgewebe überzogen, das durch die Einlagerung von Flüssigkeit elastisch ist und Stoßdämpferfunktion hat.

Leidet der Körper unter Wassermangel, zieht er das Wasser aus dem Knorpel heraus, wodurch dieser an Elastizität verliert. Er wird spröde und brüchig, splittert vielleicht sogar ab und kann seine Funktion nicht mehr erfüllen. Es kommt zu schmerzhaften Gelenksbeschwerden.

Die erste Maßnahme in so einem Fall sollte die Rehydrierung (Wiederauffüllen der Wasserreserven) sein und zwar über ganz banales Wassertrinken.
Der normale Tagesbedarf liegt bei circa zwei Litern, es sollte nun aber für einige Wochen mehr getrunken werden, damit der entstandene Schaden ausgeglichen werden kann. Renate trank überhaupt viel zu wenig und so gut wie gar kein Wasser. Stattdessen viel Kaffee, gezuckerte Säfte und Mineralwasser mit Kohlensäure. Auf mein dringendes Anraten auf Leitungswasser umzusteigen, erklärte sie mir zunächst allen Ernstes das könnte sie nicht, weil ihr das nicht schmeckte.

Einfache Tipps beherzigen statt verwerfen

Es überrascht mich immer wieder, dass Menschen deren Leidensdruck wirklich hoch ist, lieber Medikamente mit schweren Nebenwirkungen einnehmen, sich vielleicht sogar operieren lassen oder eben einfach weiter leiden, obwohl sie durch so einfache Maßnahmen wie Wassertrinken, Bewegungsübungen oder basische Bäder

Besserung erfahren könnten. Vielleicht können sie sich einfach nicht vorstellen, dass die Wirkung trotz der Einfachheit enorm ist und deswegen wird es oft nicht einmal ausprobiert. Aus meiner Sicht ist es nicht sehr intelligent, zu gravierenden Maßnahmen zu greifen, bevor auch nur die Grundbedürfnisse des Körpers gedeckt sind.

Jedenfalls hat meine Überzeugungsarbeit bei Renate gewirkt und sie hat schließlich doch noch ordentlich zu trinken begonnen. Eine zusätzliche Unterstützung auf der materiellen Ebene waren die basischen Fußbäder, die mithalfen, die abgelagerten Stoffe aus Renates Gelenken zu entfernen und die sie sehr konsequent täglich durchführte. Vollbäder konnte sie leider keine machen, weil sie keine Badewanne hatte, aber durch die Fußbäder, das Trinken und das Entfernen des Spiegels ging Renate drei Wochen später schon fast ganz normal meine Stiege hinauf. Zusätzlich regte ich ihre Selbstheilungskräfte durch die Aktivierung ihrer Meridiane an.

Gelenke sind Anzeiger für Flexibilität im übertragenen Sinn

Selbstverständlich haben wir uns auch den seelisch-geistigen Aspekt gemeinsam angeschaut. Mangelnde Beweglichkeit ist ja generell etwas, was mit zunehmendem Alter bei so gut wie jedem eintritt. Einerseits liegt das an der fortschreitenden Dehydrierung, denn, was den Körper eines Babys von dem eines alten Menschen unterscheidet, ist in erster Linie der Wassergehalt. Sie wissen ja schon, wie sich das auf die Gelenke auswirkt. Auch die zunehmende Einlagerung von Schlackenstoffen spielt wieder eine Rolle. Dann spiegelt der Körper aber auch schlichtweg, dass die Flexibilität auch in anderen Bereichen abgenommen hat.

Ein alter Mensch hat in der Regel recht konkrete Vorstellungen davon, wie die Dinge zu laufen haben und er lässt sich davon nicht gerne abbringen. Einen Jungen kann man noch formen, aber einen Alten nur in den allerseltensten Fällen. *„Einen alten Baum verpflanzt man nicht"* und *„was Hänschen nicht lernt......"* sind altbekannte Sprichwörter, die diesen Sachverhalt ausdrücken. Das passiert beim Einen früher und beim Anderen später. Auch ein Zwanzigjähriger kann bisweilen schon erstaunlich starr sein.

Hier ist es wichtig zu wissen, dass der Betroffene nicht gänzlich unflexibel sein muss. Doch irgendwo muss es bei ihm ein Thema geben, in dem er sich nicht von der Stelle bewegen kann. Renate war zum Beispiel total offen und tolerant und ließ sich auch gerne etwas sagen. Zumindest dann, wenn man es ordentlich begründen konnte.

Aber wir fanden etwas in ihrem Leben, wo sie sich schon seit Jahren im Kreis drehte, was ihr selbst zuwider war. Sie hätte es nur nie mit ihrem Knie in Verbindung gebracht. Sie hatte zwei erwachsene Töchter. Die Ältere war früh unabhängig geworden und hatte Familie und Beruf. Die andere bekam ihr Leben nicht so richtig auf die Reihe. Sie hatte mehrere Ausbildungen abgebrochen und legte ein unvergleichliches Talent an den Tag, sich in finanzielle Schwierigkeiten zu bringen. Renate konnte nicht mehr zählen wie oft sie ihr schon aus der Patsche geholfen hatte. Und das obwohl sie und ihr Mann selbst nur über eine bescheidene Rente verfügten und für die Eskapaden der Tochter zurückstecken mussten. Sowohl die ältere Tochter als auch ihr Mann setzen sie unter Druck, nicht mehr zu helfen, vor allem weil offensichtlich war, dass das keine echte Hilfe war. Ganz im Gegenteil, die Probleme in die sich das Nesthäkchen hineinmanövrierte, wurden immer größer statt kleiner. Es wäre höchste Zeit gewesen, ihr die Verantwortung für das eigene Leben endlich zu überlassen.

Das wusste Renate ganz genau, denn sie erklärte es mir genau so. Aber umsetzen konnte sie es nicht. Nach jedem Schein, den sie der Tochter zusteckte, fühlte sie sich hundeelend und schwor sich, dass es diesmal das allerletzte Mal gewesen war. Und beim nächsten Mal fand sie wieder eine Gelegenheit ihren Mann zu übergehen und heimlich auf die Bank zu laufen. Sie hasste sich dafür, aber ihr Muster war stärker. Renate verfolgte keine klare Linie, sondern sie verbog sich nach allen Richtungen, nur um es jedem Recht zu machen. Ihr Knie erledigte für sie die Verweigerung sich zu verbiegen, die sie selbst nicht schaffte.

Im Kleinen beginnen, Verhaltensmuster zu durchbrechen

Ich riet ihr, kleinere Schritte zu gehen. Von Null auf Hundert oder von Hundert auf Null schafft es kaum jemand. Wenn dann nur wenige Male, dann beginnt alles wieder von vorne. Viel schlauer ist es, sich Schritt für Schritt weiter zu entwickeln. Die Erfolgserlebnisse die dann eintreten, motivieren dazu, sich größere Ziele zu setzen.

Sie sollte das nächste Mal probieren, der Tochter nicht die gesamte Verantwortung abzunehmen, sondern ihr nur mit einem Teilbetrag zu helfen. So hatte sie nicht das Gefühl, sie komplett im Stich zu lassen und übermittelte ihr gleichzeitig, dass sie ihr zutraute, auch selbst etwas zur Lösung des Problems beitragen zu können. Denn Eines darf man nicht vergessen: Wenn man jemandem stets helfen will, tut man das ja auch, weil man glaubt, es besser zu können als derjenige selbst. Es steckt also eine gehörige Portion Hochmut hinter einem Helfersyndrom.

Gleichzeitig sollte sie ihrer älteren Tochter und ihrem Mann ganz offen erklären, auf welche Art sie ihr eigenes Problem mit dem ungeliebten Muster jetzt angehen wollte und warum. So musste sie nicht mehr lügen und bekam sogar noch Anerkennung und Unterstützung von ihren Lieben, weil die den Sinn hinter der neuen Strategie erkennen konnten.

Auch nach der ersten Besserung den Weg konsequent weitergehen

Wie bereits erwähnt, machte Renate in den ersten Wochen unserer gemeinsamen Arbeit eklatante Fortschritte, konnte sich deutlich besser bewegen und war in Ruhe völlig schmerzfrei. Leider gehörte sie zu der Kategorie von Klienten, die immer dann wenn eine deutliche Besserung eintritt, sofort die gemeinsame Arbeit und die eigenen Bemühungen einstellen. Wenn sie dann ein paar Monate später wieder kommen, startet man wieder beim Ausgangspunkt.

Das ist der Hauptgrund, warum ich meinen Klienten mittlerweile am liebsten ein Rundumpaket für eine Begleitung von sechs Monaten verkaufe, weil dann gewährleistet ist, dass sie nach den ersten grossen Schritten weiter dran bleiben. Am meisten tut sich natürlich dann, wenn es körperlich und emotional nicht gerade an allen Ecken brennt, man die Energie und die Nerven hat, auch mal tiefer zu schauen, als immer nur bis zur aktuellen großen Gefühlswallung. Nach sechs Monaten konstantem Dranbleiben, kann ich meine Lieben (in dieser Zeit wachsen sie mir nämlich ausnahmslos ans Herz) mit gutem Gewissen in die Selbstständigkeit entlassen, ohne fürchten zu müssen, dass sie sich gleich wieder in das nächste schwarze Loch stürzen.

Bei Renate ist mir das damals leider nicht gelungen. Wir haben es gemeinsam dreimal von der absoluten Unfähigkeit das Knie zu beugen bis hin zur fast vollständig normalen Beweglichkeit geschafft, kombiniert mit guten Erfolgen im Umgang mit ihrer Tochter. Dann wollte sie keinen Termin mehr vereinbaren und wenn ich sie überredete, sagte sie ihn kurzfristig ab, um dann wieder für circa sechs Monate nicht mehr zu erscheinen.

Eines von vielen Beispielen, die mich daran erinnern, dass ich Dienstleisterin bin und es für den Kunden nicht das zu erreichen gilt, was ich glaube. Deswegen mache ich meinen Job ja so gerne, weil ich dabei auch oft an meine Grenzen stoße und daran wachsen darf.

Bei Gelenksproblemen folgende Möglichkeiten unbedingt ausschöpfen:

- Spiegel jeder Größe und Lage aus dem Schlafraum verbannen oder verhängen.
- Auf ausreichend Trinkwasser achten.
- Mit basischen Bädern und Wassereinläufen die Gelenke von eventuell vorhandenen Einlagerungen befreien.
- Überprüfen, in welchen Lebensbereichen man sich flexibler zeigen könnte.

Schwere Hüftprobleme am Beispiel von Monika

Im Zusammenhang mit den Gelenken möchte ich noch ein weiteres Praxisbeispiel geben. Wie bereits erwähnt, dreht es sich immer in irgendeiner Art und Weise um Beweglichkeit, aber die verschiedenen Gelenke geben zusätzlich Aufschluss über die Richtung in der man den zugrundeliegenden Konflikt suchen darf. Während es beim Knie, wie am Fall von Renate gezeigt, um Biegen und Beugen im übertragenen Sinn geht, hängt zum Beispiel die Schulter mit Abwehr zusammen und die Hüfte zeigt an, ob sich der Mensch in seiner Umgebung gut eingebettet und aufgehoben fühlt. Immer wieder erinnere ich auch an die Frage: *„Wozu zwingt mich die Krankheit und wovon hält sie mich ab"*. Es ist wichtig für die Deutung, ob das Voranschreiten am meisten behindert ist oder das Bücken. Manche Gelenksbeschwerden bessern sich bei Bewegung und bei anderen ist das Gegenteil der Fall.

Das Problem bei Monika war ihre linke Hüfte. Schon viele Jahre hatte sie Schmerzen, am meisten in der Nacht beim Liegen und in der Arbeit. Sie arbeitete in einer Gärtnerei, wo sie manchmal auch schwer tragen musste. Sie war Mitte 40 und man hätte sich natürlich mit der Erklärung zufrieden geben können, dass ihre Beschwerden in ihrem Alter ganz einfach eine logische Folge ihrer Beschäftigung waren. Um nichts Wichtiges zu übersehen, forschte ich aber genauer nach und ließ Monika ausführlich von ihrem Leben berichten. Sie war geschieden, hatte zwei pubertierende Kinder und die Arbeit in der Gärtnerei gefiel ihr nicht mehr. Sie war keine gelernte Gärtnerin und fühlte sich ihren Kollegen deshalb nicht ebenbürtig. Die Stimmung im Team war generell eher schlecht und es herrschte ein großer Druck. Der Hauptgrund warum sie sich nicht mehr wohlfühlte war aber, dass sie den Traum hatte, ein kleines Kaffeehaus zu eröffnen. Ein Treffpunkt für Jung und Alt sollte es sein, mit liebevoll zubereiteten kleinen Imbissen und selbstgebackenem Kuchen. Verschiedene Gesellschaftsspiele sollte man dort spielen können und in aller Ruhe lesen. Monika hatte unheimlich viele Bücher, die sie ihren Gästen zur Verfügung stellen wollte und vielleicht würde sogar eine Tauschbörse entstehen.

Ihre Augen leuchteten als sie davon erzählte, aber sie fügte auch umgehend hinzu, dass das sowieso utopisch wäre. Das Geld wäre seit der Scheidung eher knapp und es wäre einfach unvernünftig und egoistisch den Kindern gegenüber, unter diesen Umständen in ein derartiges Projekt zu investieren. Was wenn es schief ginge?

Träume sind Wegweiser

Im Großen und Ganzen also überhaupt kein Wunder, dass ihr Bewegungsapparat anzeigte, dass sie sich nicht auf ihrem Weg befand. Sie selbst wusste auch, woher die Symptome kamen, nur Ausweg sah sie keinen. *„Ich will diese Arbeit nicht mehr machen, aber mir bleibt nichts anderes übrig. Also werde ich wohl mit den Schmerzen leben müssen."*

Punkt. Ende des Kapitels. Was für eine wunderbare Perspektive. Habe ich schon erwähnt, dass ich überhaupt nicht verstehe, warum Menschen kapitulieren, lange bevor sie alles versucht haben um ihr Ziel zu erreichen? Und das ist noch eine Untertreibung. Der wahrscheinlich größte Prozentsatz kapituliert sogar noch vor der Startlinie, ohne auch nur einen einzigen Schritt gesetzt zu haben, weil es ja eh nicht funktioniert.

Die Möglichkeiten sind unendlich vielfältig

Ich gebe schon zu, dass die Ausgangsbedingungen manchmal schwierig erscheinen, aber so ist das eben mit wichtigen Themen. Wenn von vorneherein klar wäre, dass alles ganz leicht gelänge, wäre der Reiz ja gar nicht da. Träumen kann man nur von Dingen die außerhalb der Komfortzone liegen. Das heißt aber nicht, dass sie unerreichbar sind. Um Wege dorthin zu finden ist es aber allererste Grundvoraussetzung, sich von der gedanklichen Vorstellung zu trennen, dass es nur zwei Alternativen gibt: entweder genauso weiter zu machen oder sofort alles hinzuschmeißen und ganz neu anzufangen. Selbstverständlich gibt es unendlich viele Möglichkeiten und die beiden erwähnten sind in Wahrheit genau die, die am wenigsten oft funktionieren. Ist Ihnen das nicht auch schon aufgefallen, dass oft nicht nur diejenigen dauerhaft unglücklich sind, die bewegungslos in der ungeliebten Situation verharren, sondern auch die besonders Mutigen?
Wer alles auf eine Karte setzt, steht dann meist so unter Druck, dass einfach nichts funktionieren will. Diese Menschen leiden dann besonders. Sie fühlen sich vom Leben betrogen, weil sie fest damit gerechnet haben, reich für ihren Mut zur Veränderung belohnt zu werden.
Sie sind sich sicher, dass ihre körperlichen Beschwerden ihnen den Weg genau in diese Richtung gewiesen hätten und dann stellen sie überrascht fest, dass weder ihre Pläne aufgehen, noch die Beschwerden nachlassen.

Erst neulich hatte ich wieder eine Diskussion bei einem meiner Vorträge. Ich hatte kaum erwähnt, dass es wichtig ist, die seelisch-geistige Botschaft einer Symptomatik zu erkennen, als mir schon eine Zuhörerin ins Wort fiel:

„Das klingt ja wunderbar, aber das hilft auch alles überhaupt nichts. Mir haben alle gesagt, dass ich meinen Job kündigen muss, wenn ich meine Schmerzen loswerden möchte. Ich hab´s getan und es hat überhaupt nichts gebracht. Jetzt habe ich keinen Job mehr, viel weniger Geld und trotzdem tut mir alles weh."

Doch hier liegt ein Missverständnis vor.

Bei sich selbst beginnen. Dort, wo man gerade steht

Wenn ich sage, dass ich nicht verstehen kann, warum Menschen schon vor der Startlinie kapitulieren, bedeutet das nicht im Umkehrschluss, dass ich zu irgendwelchen kopflosen Fluchtreaktionen raten würde.
Es entspricht überhaupt nicht meiner Auffassung, dass eine bloße Änderung der äußeren Bedingungen Heilung bringt. Ich bin dafür, im Innen zu beginnen. Monika riet ich deswegen, sich ihre Träume zu erlauben und konkret auszuformulieren. Ich fragte sie, wie ihr beruflicher Alltag in ihrem Lokal aussehen sollte, wenn alles möglich wäre. Welche Leute würden dort ein und ausgehen, wie viel würde sie verdienen, wie würde die Einrichtung aussehen und wer wäre da noch? Vielleicht Mitarbeiter oder ein Geschäftspartner? Ich bat sie aber auch, eine Idealversion von sich als Person zu entwerfen. Die Monika zu skizzieren, die sie in ihren kühnsten Träumen gerne wäre. Wer wollte sie sein und was wollte sie genau haben? Welches Leben wollte sie führen?

Haben Sie sich das schon einmal für sich überlegt? Wovon träumen Sie? Malen Sie es sich aus und halten Sie es in irgendeiner Form fest, zum Beispiel in schriftlicher Ausformulierung oder in Form eines sogenannten Visionboards mit Zeichnungen, Schlagwörtern und aussagekräftigen Fotos.

Das ist eine sehr inspirierende Übung die ich jedem nur empfehlen kann. Doch was macht man dann mit diesen Zetteln voller Wünsche, die womöglich alle total unrealistisch sind oder zumindest so erscheinen?
Man nimmt sie sich vor und überlegt eingehend, welche Bestandteile davon man umgehend in sein jetziges Leben integrieren kann. Und dann beginnt man sofort mit der Umsetzung.

Auf Monikas Liste stand, dass sie sich ein wertschätzendes Arbeitsumfeld wünschte. Also lud ich sie ein, sich zu überlegen, wie sie für mehr Wertschätzung in ihrer jetzigen Stelle sorgen konnte. Da trafen wir auch gleich einen wunden Punkt, denn wieso sollte ausgerechnet sie wertschätzend sein, wo doch die Kollegen auf sie herabblickten? Doch leider ist es ein Naturgesetz, dass man zuerst geben muss, was man sich wünscht.

Geben, was man bekommen will

Die reichen Leute sind die, die ihr Geld locker ausgeben, die mit den größten Muskeln haben ganz viel Kraft aufgewendet um so stark zu sein und wenn du dir Wärme von deinem Ofen erhoffst, musst du zuerst Brennstoff zur Verfügung stellen. Wer etwas haben will, muss etwas geben, weil er sonst in einer Welt lebt, in der nicht gegeben wird, also kann er auch nichts bekommen. Woher denn auch?

Wir erarbeiteten also ein Schritt-für-Schritt-Programm mit dem Monika leben konnte. Nach und nach lernte sie, Komplimente zu machen. Zunächst den Kunden, das fiel ihr leichter. *„Ihr Pullover ist*

wunderschön", „also Ihr Hund ist wirklich süß und so gut erzogen", „die Pflanze, die Sie sich ausgesucht haben ist eine gute Wahl. Man sieht, dass Sie sich auskennen." Wir sind es nicht gewohnt, solche Sätze auszusprechen und deswegen kommen sie uns schwer über die Lippen.
Wagt man es trotzdem, merkt man schnell, dass sich die Überwindung lohnt. Es fühlt sich wunderbar an, anderen eine Freude zu machen. Und fast noch wunderbarer ist es, aus alten Gewohnheiten einfach auszubrechen.

Nach den Erfahrungen von zwei Wochen Übung bekam Monika von ganz alleine Lust darauf, auch ihren Kollegen anders zu begegnen. Die meisten von ihnen reagierten äußerst positiv und änderten ihrerseits ihr Verhalten. Eine Dame gab es aber, die richtiggehend Gift versprühte, so als fühlte sie sich von Monikas Freundlichkeit provoziert. Das machte wiederum Monika wütend und sofort rutschte sie wieder in ihr altes Muster. Sie schoss zurück, fühlte sich mies und bedauerte sich selbst, dass sie nicht einfach kündigen konnte.

Auch dranbleiben wenn Hindernisse auftauchen

Ich erinnerte sie daran, dass es auf jedem Weg Hindernisse gibt und man schon über eine gewisse Zeit konsequent dranbleiben muss, um durchschlagende Erfolge zu erzielen. Außerdem ging es für sie ja darum, unabhängiger von den Reaktionen der anderen zu werden. Wertschätzend sein, wenn alle anderen es auch sind, kann jeder. Das ist kein Entwicklungsprozess. Mit der richtigen Einstellung bot die Kollegin Monika nur die großartige Möglichkeit zu beweisen, dass es ihr ernst war mit ihrem Vorhaben.

An dem Tag, als es ihr gelang, auf eine untergriffige Bemerkung ganz gelassen mit dem Satz zu reagieren: *„Ich bewundere dich dafür, dass du das so ehrlich aussprichst“,* rief sie mich sofort an. Ich freute mich riesig über ihren Erfolg. Als wir das erste Mal über die neue Strategie gesprochen hatten, hatte sie zu mir gesagt: *„Ich kann doch nicht immer klein beigeben.“* Doch jetzt konnte sie nachvollziehen, dass sie damit im Gegenteil sogar immense Größe zeigte und sie fühlte sich dementsprechend großartig.

Während sich also die Stimmung in der Gärtnerei sukzessive verbesserte, nutzte Monika ihre Freizeit, um weitere wichtige Punkte ihrer Liste in ihren Alltag zu integrieren. So gründete sie zum Beispiel eine Facebook-Gruppe, in der begeisterte LeserInnen ihre Lieblingsbücher vorstellen und sich austauschen konnten. Schließlich startete sie sogar einen eigenen Blog. Und sie erstellte gemeinsam mit ihrer Steuerberaterin einen Businessplan für das kleine Kaffee. Rechnete genau aus, welche Kosten sie haben würde, wieviel Kunden sie benötigte, um diese Kosten und ihre privaten Ausgaben zu decken und von welchen Investitionen sie ausgehen musste, um überhaupt starten zu können.

Bei Gelenksproblemen die Muskulatur stärken

Natürlich kümmerten wir uns auch um ihren Körper. Monika bekam von mir ein konkretes Programm zur Entgiftung ihres Körpers. Sie startete damit, ihre Trinkwassermenge schrittweise zu erhöhen und basische Fußbäder zu nehmen, es folgten basische Vollbäder, Wassereinläufe und eine Leberreinigung.

Außerdem führte sie täglich sanfte Übungen zur Stärkung der innersten Bauchmuskulatur durch, die sie von mir bekommen hatte, um ihr Becken gerade zu richten und die Wirbelsäule zu stärken. Sehr oft kommen Hüftschmerzen nämlich nicht von der Hüfte selbst, sondern von einem Beckenschiefstand, der Wirbelsäule oder einer Blockade des Sacroileacalgelenks, das das Becken mit der Wirbelsäule verbindet und die Bewegungsenergie überträgt. Ist es blockiert, kann diese Blockade durch spezielle Übungen oder auch manuell von einem erfahrenen Spezialisten gelöst werden. Im Fall von Monika reichten die Übungen aus, die sie selbst zu Hause durchführte.

Wie die Geschichte ausgehen wird, kann ich zum jetzigen Zeitpunkt noch nicht sagen. Seit unserem ersten Treffen sind etwas mehr als vier Monate vergangen und die Schmerzen sind fast vollständig verschwunden.
An der körperlichen Belastung hat sich jedoch nichts geändert, denn sie arbeitet immer noch in der Gärtnerei, aber mit einem ganz anderen Gefühl. Sie hat ein stabiles Selbstwertgefühl aufgebaut, weil sie sich nicht mehr als hilfloses Opfer sieht, sondern die Erfahrung gemacht hat, dass sie die Dinge beeinflussen kann. Wenn sie jetzt kündigt, ist es kein Davonlaufen vor den bösen Kollegen mehr, sondern eine wohlüberlegte Entscheidung. Der Blog den sie parallel aufgebaut hat, hat ihr gezeigt, dass sie aus sich selbst heraus etwas erschaffen kann und ihr gesteigerter Bekanntheitsgrad ist eine gute Voraussetzung für weitere Vorhaben.

Wenn auch Sie in einer Situation stecken, die sie belastet, womöglich sogar körperlich, eine Veränderung aber unmöglich erscheint, dann gehen sie genauso vor wie Monika.

- Sorgen Sie für eine optimale und nachhaltige Unterstützung Ihres Körpers. Entgiften hilft fast immer und wenn die Gelenke schwach sind, stärken Sie die Muskulatur.

- Fangen Sie nicht im Außen an, sondern gehen Sie davon aus, dass Sie deswegen in dieser Lage sind, weil es hier eine Entwicklungschance für Sie gibt. Laufen Sie keinesfalls davon sondern nützen Sie zuerst diese Chance.
- Halten Sie Ihre Wünsche ganz genau fest, bis in die Details und dann überlegen Sie sich, was Sie davon umgehend in Ihr jetziges Leben integrieren können.
- Bleiben Sie auch dann auf Ihrem Weg, wenn Hindernisse auftauchen.

Der Weg der Bestimmung ist fast immer schwer

Kein Mensch sucht sich seine Wünsche aus. Wünsche sind wichtige Wegweiser auf Ihrem Seelenweg, ein Zeichen, dass ihre Erfüllung möglich ist. Doch nur dann, wenn Sie bereit sind, sich selbst zu verändern und Einsatz zu bringen. Es wird Ihren Selbstwert zerstören, wenn Sie sich einreden, dass Sie sowieso nichts ändern können. Sie brauchen noch nicht mal besonders mutig sein, beginnen Sie einfach heute damit, kleine Schritte zu setzen. Seien Sie der- oder diejenige, die Sie sein wollen. In genau der Situation, in der Sie sich gerade befinden. Es gibt nichts Einfacheres, als unter optimalen Bedingungen seine Träume zu leben, doch mir ist in all den Jahren meiner Praxistätigkeit kein einziger Mensch begegnet, der nicht mit echten Herausforderungen auf seinem Bestimmungsweg zu kämpfen gehabt hätte. Offensichtlich ist das so vorgesehen.

Wessen Seele sich vorgenommen hat, einen bestimmten Weg zu beschreiten um zu lernen, kommt von der anderen Seite. Wer Lebensfreude lernen will, kommt nicht als unverbesserlicher Optimist auf die Welt.

Wer sagt, dass Sie nicht auch etwas schaffen können, was im Moment schwierig erscheint? Nicht auf einmal, sondern langsam, achtsam und in kleinen Schritten. Machen Sie sich keine Sorgen, wenn Sie nicht den gesamten Weg überschauen können, das ist ganz normal. Einfach losgehen, dann beginnen sich die Dinge zu ordnen, Türen zu öffnen und Wegbiegungen zu zeigen. Das Erfolgserlebnis am Ende wird umso überwältigender sein, je mehr Hindernisse Sie überwinden mussten.

Atemnot am Beispiel von Alina

Alina war erst 17 und ein total liebes Mädchen. Seit einigen Wochen hatte sie das Gefühl, nicht normal einatmen zu können, manchmal hatte sie sogar richtiggehend Angst zu ersticken. Ihre Mutter hatte von mir gehört und telefonisch den Termin vereinbart. Sie sagte, sie vermute eine seelische Ursache. Alina beschrieb mir, dass es ihr vorkam, als käme die Luft nicht weiter als bis zum oberen Brustbeinrand. Vor etwa drei Monaten hatte sie das Gefühl zum ersten Mal gehabt, aber nur kurz. Mittlerweile kam es immer öfter und ging manchmal über Stunden nicht weg.

Ihre Lebenssituation sah so aus, dass sie als ältestes von drei Kindern mit ihrer Mutter und ihren Geschwistern alleine in einer Wohnung lebte. Der Vater war vor fünf Jahren gestorben und die Mutter war voll berufstätig. Nach der Schule machte Alina für sich, die 13 jährige Schwester und den elfjährigen Bruder ein Mittagessen, half wenn nötig auch bei den Hausaufgaben und erledigte die eine oder andere Hausarbeit. Erst danach machte sie sich selbst ans Lernen, sie besuchte die Abschlussklasse eines Gymnasiums. Sie erzählte das, weil ich sie danach fragte, aber sie beschwerte sich nicht. Es war für sie selbstverständlich, ihre Mutter zu unterstützen. Weil sie befürchtet hatte, dass mit ihrer Lunge etwas nicht in Ordnung sei, hatte sie einen Arzt aufgesucht, um sich vom Sportunterricht befreien zu lassen. Der hatte ihr das Attest zwar ausgestellt, nachdem er sie aber abgehört und nichts Auffälliges hatte feststellen können, vermutete er Panikattacken. Die leichten Beruhigungstabletten, die er ihr angeboten hatte, nahm sie zwar für den Notfall mit nach Hause, sie hatte aber noch keine genommen.

Für meine Symptomdeutung spielt die subjektive Empfindung des Klienten eine wesentlich größere Rolle als die ärztliche Diagnose, insofern interessierte ich mich sehr wohl für Alinas Lunge.

Die Lunge führt uns die Polarität des Lebens vor Augen

Die Lunge ist, wie ich finde, ein unglaublich interessantes Organ. Wie kein anderes spiegelt es die Polarität und zeigt uns, dass Leben nur mit den beiden Polen möglich ist. Nach jedem Einatmen kommt ein Ausatmen und umgekehrt. Das Deuten von Beschwerden, die mit der Lunge zu tun haben, ist besonders interessant, weil es um verschiedene Themenkreise gehen kann. Um welchen genau, kann man nur im gemeinsamen Gespräch mit dem Betroffenen herausfinden.

Ich fragte Alina, ob sie sich an irgendetwas erinnern könne, was vor etwa drei Monaten oder noch etwas weiter davor in ihrem Leben vorgefallen sei. Sofort erschien ein Strahlen auf ihrem Gesicht. Kurz davor sei sie mit ihrem Freund zusammen gekommen, sagte sie.

Intimer Kontakt über die Atemluft

Den Satz: *„Er oder sie nimmt mir die Luft zum Atmen"* haben Sie sicher schon einmal gehört, womöglich sogar schon selbst gesagt. Tatsächlich kann es sein, dass eine einengende Partnerschaft sich über kurz oder lang tatsächlich in Atemproblemen äußern kann.

Das kommt daher, dass die Lunge ein ganz wichtiges Kontaktorgan ist, das einen viel tieferen und intimeren Kontakt zulässt, als unsere Haut. Teilt man mit jemandem zum Beispiel das Bett, atmet man die ganze Nacht lang die Luft, die auch den Körper des anderen bereits durchquert hat. Wenn man sich das genau überlegt, ist das eine recht innige Angelegenheit. Ist sie auf unbewusster Ebene unerwünscht, kann es passieren, dass die Lunge dicht macht. Als ich davon bei einem meiner Vorträge erzählte, bekam ich eine interessante Rückmeldung aus den Zuhörerreihen. Eine Dame sagte, jetzt sei ihr alles klar. Ihr Onkel habe nach mehr als 20 Jahren Ehe mitten in der Nacht im Ehebett einen spontanen Lungenriss erlitten, den er nicht überlebte. Die Ärzte seien damals vor einem Rätsel gestanden. Aber solange sie denken könne, hätten ihr Onkel und ihre Tante immer nur gestritten und sich gegenseitig das Leben schwer gemacht. Sie hatte sich immer gefragt, wie die beiden es überhaupt miteinander aushalten konnten. Zugegeben, ein sehr krasses Beispiel, aber es ist davon auszugehen, dass der Mann über so viele Jahre die leisen Hinweise seines Körpers konsequent überhört hat und sich deshalb die Situation dermaßen zugespitzt hat.

Rein intuitiv hatte ich nicht das Gefühl, dass bei Alina eine derartige Thematik relevant war, dafür strahlte sie viel zu viel, wenn sie von ihrem Freund sprach. Vorsichtshalber fragte ich nach, ob sie irgendwelche Bedenken oder Sorgen in Hinblick auf den sexuellen Kontakt hatte, doch auch das war nicht der Fall. Also bat ich sie, mir einfach ein bisschen mehr über ihn zu erzählen.

Sein Name war Thomas, er absolvierte das zweite Lehrjahr in einer Bank und sie kannte ihn aus einem Bistro, in das sie am Wochenende regelmäßig mit ihren Freunden ging. Als sie ihn das erste Mal gesehen hatte, war er ihr sofort aufgefallen, weil er so hübsch war. Auch ihre beste Freundin Luisa hatte sich sofort in ihn verguckt. Einige Wochenenden lang beobachteten sie den Jungen aus der

Ferne und malten sich aus, wie es wohl sein würde, mit ihm zusammen zu sein. Auch unter der Woche hatten sie fast kein anderes Gesprächsthema mehr. An einem Samstagabend war er dann zu ihnen rüber gekommen: *„Kann es sein, dass ihr über mich redet? Reden wir doch lieber miteinander"*, hatte er gesagt. Von Anfang an war recht offensichtlich, dass er sich nicht für Luisa, sondern für Alina interessierte.

„Ich habe das überhaupt nicht verstanden, Luisa ist viel hübscher als ich und viel interessanter", sagte sie zu mir. *„Ich wusste erst nicht, was ich tun sollte, weil Thomas Luisa ja auch gefiel."* Als sie das sagte, klingelte es bei mir. Ich spüre es immer körperlich, wenn jemand etwas sagt, was für die Symptomdeutung wichtig ist. Sie erwähnte dann noch, dass ihr ihre Mutter hatte zureden müssen, Thomas' Einladung zu einer Verabredung zu zweit anzunehmen, weil sie ja doch nichts daran ändern könne, dass Luisa ihn nicht interessierte, egal ob sie sich mit ihm traf oder nicht.

Ein- und Ausatmen als Spiegel für Geben und Nehmen

Das untrennbar verbundene Ein- und Ausatmen kann stellvertretend für das Nehmen und Geben im Leben betrachtet werden. Beides muss funktionieren und zwar im gleichen Maße, ansonsten gibt es Schwierigkeiten.

Ist das Ausatmen gestört, wie zum Beispiel bei Asthma, erstickt man genauso, wie wenn das Einatmen nicht funktioniert. Im übertragenen Sinn ist es nicht so deutlich erkennbar, aber ebenso wesentlich. Ständig nehmen wir etwas in unser System auf und geben wieder etwas ab. Wird zu viel genommen und nicht ausreichend gegeben, ist das System bald voll, die Lebensenergie stagniert, weil sie sich nicht mehr bewegen kann. Wenn zu wenig genommen oder zu viel gegeben wird, ist keine Energie vorhanden, der Speicher ist leer.

Bevor das Brett jedoch ganz kippt, kommt es erst einmal in Schieflage. Überprüfen Sie bei der Gelegenheit doch einmal, ob Ihre Wippe in Hinblick auf Geben und Nehmen in der Waage ist. Können und mögen Sie beides gleichermaßen oder gibt es noch Übungsbedarf?

Als junge Studentin hatte ich einen Studienkollegen, der Asthmatiker war. Mir fiel damals an ihm auf, dass er immer irgendwie Angst zu haben schien, im Nachteil zu sein. Wurden im Seminar zum Beispiel Aufgaben verteilt, war er es, der peinlich darauf achtete, dass alles gerecht war. Oft kam er auch mit irgendwelchen haarsträubenden aber offensichtlich wohlüberlegten Argumenten daher, um ein bisschen weniger zu machen als die anderen. Bei unseren Partys, zu denen jeder Getränke und etwas zu essen mitbrachte, traf es sich oft zufällig so, dass er direkt von irgendwoher dazustieß und leider keine Gelegenheit gehabt hatte, etwas zu besorgen. Und wenn ihn gar einer seiner Freunde bat, ihm einen kleineren Geldbetrag zu leihen, erklärte er lang und breit, warum er die eingesteckten 20 Mark, die es ja damals noch waren, unbedingt bis zum letzten Pfennig selber brauchte.

Eigentlich wusste jeder, dass er ein wenig knauserig war, aber seine weitreichenden Erklärungen zeigten, dass er sich selbst vormachen wollte, er wäre es nicht. Zumindest schien er sich dafür zu schämen. Er schien in sich selbst gefangen, aber ansonsten war er ein durchwegs netter Kerl.

Bei Asthma kann das Geben schwer fallen oder übertrieben werden

In der Zwischenzeit habe ich oft an ihn gedacht, immer dann, wenn jemand mit Asthma meine Hilfe suchte. Bei vielen spürte ich Gemeinsamkeiten mit meinem damaligen Kollegen. Wie bereits erwähnt, ist bei Asthma vor allem der Prozess des Ausatmens gestört und im übertragenen Sinn das Hergeben in anderen Bereichen. Es will nicht recht funktionieren, obwohl man eigentlich wollte und irgendwie spürt, dass es eine große Erleichterung wäre. Bei anderen Betroffenen ist es genau umgekehrt. Sie sind viel zu freigebig und der Körper kompensiert es.

Beim Allergiker haben wir schon gesehen, dass er ein generelles Problem mit der Aggressionsthematik hat. Er kann sie entweder nicht kontrollieren oder ist viel zu friedfertig. Möglicherweise sogar beides abwechselnd.
Beim Asthmatiker ist es ganz ähnlich. Das Geben und Nehmen ist nicht ausgeglichen und läuft nicht harmonisch ab. Es kann schmerzhaft, vielleicht sogar mit Todesängsten verbunden sein oder im Gegenteil übertrieben werden. Bei allergischem Asthma sind beide angesprochenen Thematiken relevant.

Alina hatte Schwierigkeiten mit dem Einatmen, also dem Annehmen. Das Geben fiel ihr viel leichter. Sie war durch und durch bescheiden, hatte von klein auf gelernt, ihre Bedürfnisse zurückzustellen. Die Menschen in ihrem Umfeld nach Kräften zu unterstützen, gehörte zu ihrem Selbstverständnis. Hätte sie es nicht getan, hätte sie sich schlecht gefühlt.

Nicht annehmen können kann das Einatmen stören

Nun war sie in einer ganz besonderen Situation. Zum ersten Mal hatte sie einen Freund und zwar einen, den sie wirklich toll fand. Er war

lieb, verständnisvoll, hübsch und lud sie mit seinem selbstverdienten Geld auch oft ein. Ein riesen Geschenk also, das für Alina viel zu groß erschien, um es einfach annehmen zu dürfen. Noch dazu eines, das ihre beste Freundin, die ihr sehr am Herzen lag, auch gerne gehabt hätte.
Wie sich im Gespräch später herausstellte, war mit dem neuen Freund noch etwas in ihr Leben gekommen, was sie nie zuvor gehabt hatte: Ein eigenes Zimmer. Bis Alina Thomas kennengelernt hatte, hatte sie sich mit ihrer jüngeren Schwester ein Schlafzimmer geteilt. Als sich aber abzeichnete, dass aus ihr und Thomas ein Paar werden würde, überraschte ihre Mutter sie mit der Nachricht, dass sie ihr eigenes Schlafzimmer räumen und zukünftig auf der Wohnzimmercoach schlafen würde, damit die Jugendlichen einen Raum hatten, in dem sie ungestört waren. Viele andere Mädchen in ihrem Alter wären überglücklich vor Freude gewesen, doch Alina wurde von ihrem Gewissen geplagt.

Ich war mir jetzt recht sicher, dass wir den zugrundeliegenden Konflikt gefunden hatten. Wir hatten noch ein ziemlich langes Gespräch und führten auch zwei Aufstellungen durch. Einmal ließ ich Alina Luisa repräsentieren, die auf sie selbst und Thomas blickte. Genau wie ich es erwartet hatte, stellte sie fest, dass die Freundin den anfänglichen Schmerz längst überwunden hatte und sich aufrichtig für Alina freute. Am eigenen Körper konnte meine junge Klientin fühlen, dass da gar nichts zwischen ihnen stand.

Anschließend ließ ich sie noch die Position ihrer Mutter einnehmen, mit dem gleichen Ergebnis. Sie spürte, dass ihre Mutter froh war, ihrer Tochter etwas zurückgeben zu können. So viele Jahre schon war ihr Alina auf jeder Ebene eine wertvolle Stütze und so oft schon hatte die Mutter ein schlechtes Gewissen gehabt, weil sie ihr so wenig ermöglichen konnte. Alina hatte keine Markenklamotten, kein I-phone und keinen Tablet-Pc wie viele ihrer Freundinnen, aber sie hatte sich noch nie beschwert.

Die Tränen liefen Alina über die Wangen, als ihr so richtig bewusst wurde, wie sehr ihre Mutter und ihre Freundin sie liebten. Und sie spürte, dass sie den beiden keine größere Freude machen konnte, als zu genießen was sie hatte.

Die Nerven reagieren besonders sensibel auf Übersäuerung

Zur Sicherheit gab ich ihr noch ein basisches Badesalz mit, um ihre Nerven zu unterstützen. Bei einer pH-Wert-Abweichung in Richtung Übersäuerung reagieren gerade bei sensiblen Menschen in der Regel die Nerven als erstes und es kommt zu Nervosität, Panik oder ähnlichen Symptomen.

Ich hatte ein sehr, sehr gutes Gefühl, als Alina an diesem Tag von mir wegging. Es bestätigte sich, als ich drei Wochen später eine überdimensionale Dankeskarte mit der Post erhielt, mit der sie mir mitteilte, dass sie nach unserem Gespräch nie wieder Schwierigkeiten beim Atmen gehabt hatte.

Wenn die Botschaft angekommen ist, können die Beschwerden gehen

Gerade wenn Symptome noch nicht lange bestehen, kann es durchaus vorkommen, dass Klienten schon nach einer Sitzung wieder beschwerdefrei sind. Voraussetzung dafür ist, dass die Botschaft der Beschwerden entdeckt wird und beim Betroffenen ankommt. Nicht nur intellektuell, sondern auch emotional. Das Fließen von Tränen ist hier

immer ein gutes Zeichen, dass sich etwas löst. Oft dauert es aber auch ein wenig, bis das, was verstanden wurde, ins Gefühl sinken kann.
Hier kann es hilfreich sein zu überprüfen, ob ein Teil des Verstandes nicht doch noch dagegen argumentiert. Vielleicht hat das Nicht-Erreichen des Ziels ja versteckte Vorteile, wie zum Beispiel vermehrte Aufmerksamkeit von der Familie, das Liefern eine Ausrede für nicht wahrgenommene Aufgaben, oder Ähnliches.

Wenn Sie selbst glauben, etwas verstanden zu haben, die Umsetzung aber einfach nicht gelingen will, überprüfen Sie das und seien Sie ganz ehrlich zu sich selbst. Oder lassen Sie jemandem mit neutralem Blick von außen draufblicken, wie zum Beispiel einen erfahrenen Coach.

Hier noch einmal in aller Kürze die möglichen Bedeutungen von Lungenproblemen:

- Die Lunge ist ein wichtiges Entgiftungsorgan. Kommt es zu Auswurf aus der Lunge, bedeutet das, dass der Körper etwas ausscheiden möchte und man sollte ihn mit Entgiftungsmaßnahmen, wie basischen Bädern und Wassereinläufen, unterstützen. Das nimmt der Lunge Arbeit ab und beschleunigt die Heilung.
- Auch wenn der Verdacht besteht, dass die Beschwerden unter anderem nervlich bedingt sind, sollte stabilisierend auf den Säure-Basen-Haushalt eingewirkt werden.
- Dadurch dass wir die gleiche Luft atmen, wie unsere Mitmenschen, ermöglicht uns die Lunge einen sehr intimen Kontakt, gerade mit Menschen, mit denen wir oft die Atemluft teilen. Kommt es zu Schwierigkeiten, kann das ein Hinweis

sein, dass der Kontakt unbewusst gar nicht mehr, oder nicht mehr auf diese intime Art erwünscht ist.

- Der beständige Wechsel zwischen Ein- und Ausatmen, steht für das ständige Aufnehmen und Abgeben von Energie in unserem System. Störungen zeigen an, dass in irgendeinem Lebensbereich, womöglich sogar in allen, das Geben und Nehmen unausgeglichen ist.

Krebs

Die Geschichte mit dem Krebs ist eine heikle. Es gibt kaum ein Thema das so polarisiert und man muss vor allem öffentlich vorsichtig sein, wie man sich über die Krebsentstehung und die verschiedenen Therapieformen äußert. Es scheint hier keine Meinungsfreiheit zu geben und erst recht keine Meinungsäußerungsfreiheit. Allein das ist für mich ein deutlicher Hinweis darauf, dass hier womöglich einiges nicht mit rechten Dingen zugeht. Nichtdestotrotz äußere ich hier meine Ansichten und wiederhole ein weiteres Mal, dass es sich hierbei keineswegs um die medizinische Lehrmeinung oder wissenschaftlich erwiesene Inhalte handelt.

Die Medizin geht von einer spontanen Zellmutation aus

Wenn man es genau nimmt, hat die klassische Medizin überhaupt keine Erklärung für die Krebsentstehung. Man geht davon aus, dass die Zellen einfach mutieren, im Anschluss an diese Mutation kein programmierter Zelltod (Apoptose) mehr erfolgt und die Zelle sich auch noch überdurchschnittlich oft teilt, also vermehrt. Auch die Begründung für das Phänomen der Metastasierung ist nicht sehr schlüssig. Man vertritt die Meinung, dass der Tumor bei seinem Wachstum irgendwann die Gewebegrenzen überwindet und in andere Gewebe eindringt. Wenn er dabei einem Blutgefäß begegnet, wächst er quasi dort ein und die Krebszellen werden vom Blut mitgenommen. Auf ihrer Reise durch den Körper bleiben die abgeschwemmten Krebszellen dann irgendwo hängen, vielleicht beschließen sie auch einfach zu bleiben, weil es ihnen so gut gefällt und vermehren sich weiter. Meine überspitzte Darstellung soll zum Ausdruck bringen, dass mir diese Theorie wirklich fragwürdig erscheint. Unter anderem auch deswegen, weil selbst bei Krebspatienten, deren gesamter Körper voller Metastasen ist, noch nie Krebszellen im Blut gefunden wurden. Und warum siedelt sich so eine Tochtergeschwulst so selten im Mittelfinger an und stattdessen viel häufiger in Entgiftungsorganen?

Aus alternativer Sicht ist die Krebsentstehung plausibel erklärbar

Ein alternativer Erklärungsansatz ist folgender:

Wie bei der Entstehung des hohen Blutdrucks bereits angeführt, kommt es zur Einlagerung von Schlackenstoffen im Zwischenzellgewebe, wodurch sich eine Versorgungsproblematik ergeben kann. Der Grad der Gewebeverschlackung ist von verschiedenen Faktoren abhängig. Umweltbelastungen, Veranlagung sowie der gesamte Lebenswandel, von der Ernährung über die Trinkwassermenge bis hin zu Bewegungsgewohnheiten, spielen eine Rolle, aber auch die geistig-seelische Belastungssituation. Unter Stress produziert der Körper selbst Säuren, die dann durch den Umbau in Salze abgepuffert werden müssen und häufig abgelagert werden, weil sie nicht ausgeschieden werden können.

So kommen die Sauerstoff- und Nährstoffteilchen nicht mehr in den einzelnen Zellen an. Kann dieser Mangelzustand dauerhaft vom Organismus nicht ausgeglichen werden (ein Versuch der Regulation könnte zum Beispiel eine Blutdruckerhöhung sein), drohen die Zellen im betroffenen Gebiet zu verhungern und ersticken. Erschwerend kommt noch hinzu, dass auch die beim Zellstoffwechsel anfallenden Abfälle nicht mehr ausgeschieden und abtransportiert werden können. Um nicht sofort absterben zu müssen, bleibt den Zellen nur die Möglichkeit, ihren Stoffwechsel umzustellen. Im Normalfall ist der Zellstoffwechsel aerob, was bedeutet, dass dabei Sauerstoff zur

Verfügung steht. Da dies nun nicht mehr der Fall ist, kommt nur ein anaerober Stoffwechsel in Frage, also ohne Sauerstoff. Das Geniale dabei ist, dass hierfür die Giftstoffe, die sich angesammelt haben, zur Verbrennung herangezogen werden können. Die Zelle schlägt also zwei Fliegen mit einer Klappe: Sie sichert ihr Überleben trotz des Sauerstoffmangels und beseitigt die Abfallstoffe, die sie nicht an das verschlackte Zwischenzellgewebe abgeben kann.

Natürlich hat das Ganze auch einen gravierenden Nachteil, sonst hätte die Natur es ja von vorneherein so eingerichtet: Es wird dabei nur sehr wenig Energie frei.

Auch ein Tumor ist eine Regulationsreaktion

Der Zellstoffwechsel soll nicht nur Energie für die jeweilige Zelle selbst abwerfen, sondern auch für den Gesamtorganismus und weil für den in dem betroffenen Gebiet so wenig abfällt, vermehrt der Körper dort die Zellen. Man spricht von einem Tumor. Ein Tumor ist also nichts anderes, als ein Gebiet voller Zellen, die aufgrund der herrschenden Verschlackung auf anaeroben Zellstoffwechsel umstellen mussten und sich vermehrt geteilt haben, um den Energiehaushalt notdürftig aufrecht zu erhalten. Also eine weitere höchst sinnvolle Regulationsreaktion, die auch die häufigen Metastasen in den Entgiftungsorganen erklärt. Denn natürlich macht für den verschlackten Organismus genau dort Zellvermehrung am meisten Sinn, wo entgiftet wird.

Als junge Tierärztin kannte ich nur den schulmedizinischen Ansatz und war höchst verwundert darüber, dass ich bei schwer krebskranken Tieren stets eine höhere Dosis zum Einschläfern benötigte.

Heute führe ich das auf die Fähigkeit der Tumoren zurück, Gifte zu binden.

Ist es also eine gute Idee, einem ohnehin schon komplett überlasteten und vergifteten Organismus zu therapeutischen Zwecken weitere hochgiftige Substanzen zuzumuten?

Verschlimmern diese nicht trotz der eventuellen Verkleinerung des Tumors in der Primärwirkung, sekundär die Gesamtsituation erheblich?

Wäre hier nicht eher eine radikale Entgiftung und Stärkung durch Zufuhr von Nährstoffen angezeigt?

Ist die Fähigkeit von Tumoren Gifte zu binden, der Grund, warum Menschen mit kleinen Tumoren die Chemotherapie oft weit schlechter vertragen?

Aus meiner Sicht sehr interessante Fragen. Wie denken Sie darüber?

Den beteiligten Konflikt finden

Um herauszufinden, welche Art von Konflikt hinter der Krebserkrankung eines meiner Klienten steckt, gehe ich im Grunde ganz genauso vor, wie bei jeder anderen Symptomatik. Nachdem der Grad des Leidensdrucks immer Aufschluss über die Schwere der Problematik gibt, ist dann wenn es um Leben und Tod geht, natürlich nach einer erheblich belastenden Thematik Ausschau zu halten. Aus meiner Sicht gilt es aber zu differenzieren. Wesentlich ausschlaggebender als die Diagnose und die Einschätzung des Arztes, ist für mich das subjektive Empfinden des Patienten. Oft werden Krebsdiagnosen gestellt und Therapien mit erheblichen Nebenwirkungen eingeleitet, ohne dass der Betroffene selbst überhaupt gemerkt hätte, dass er krank ist. Vielleicht haben Sie auch schon den typischen Mediziner-Spruch gehört: *„Es gibt keinen gesunden Patienten, maximal einen schlecht untersuchten."* Ist das nur ein Scherz oder steckt mehr dahinter?

In dem Buch *„Chemotherapie heilt Krebs und die Erde ist eine Scheibe"*, das ich im Anhang erwähnt habe, fand ich die witzige aber doch ernst gemeinte Bemerkung, dass es vor einigen hundert Jahren wohl nur mit einem heftigen Schlag auf die Nase geendet hätte, wenn man einem Bauern erklärt hätte, er hätte da einen Dippel, der ihn umbringen werde. Man müsse ihn jetzt monatelang vergiften und wenn er ganz viel Glück habe, würde er es überleben.

Wieder eine sehr überspitzte Darstellung, die aber vielleicht doch auch einen wahren Kern hat. Man sollte zumindest einmal darüber nachdenken. Und es gibt durchaus Indizien, die dafür sprechen, dass die Bildung und Rückbildung von Tumoren häufig vorkommt und in einem hohen Prozentsatz der Fälle völlig unbemerkt bleibt. Jedenfalls sollte man sich in Sachen Gesundheit nicht ausschließlich auf andere verlassen, sondern auch auf das eigene Gefühl hören.

Die Konfliktliste von Dr. Ryke Geerd Hamer

Doch zurück zu den Konflikten, denn nach einer Krebsdiagnose gilt es wie bei anderen Krankheiten auch unbedingt zu klären, ob es etwas gibt, was gesehen werden möchte. Dr. Ryke Geerd Hamer, den ich in diesem Buch schon erwähnt habe, hat sich in seinen Forschungen, die meines Wissens nie widerlegt wurden, sehr ausführlich mit den an der Krebsentstehung beteiligten Konflikten beschäftigt. Er spricht von einem sogenannten biologischen Konflikt, einem unerwarteten

Schockerlebnis als Auslöser und hat eine sehr detaillierte Liste angefertigt, welche Art von Schock in welchem Gewebe eine Tumorbildung auslöst. So ist er zum Beispiel der Meinung, dass Lungentumoren durch einen Todesangstkonflikt verursacht werden, was für ihn auch gleichzeitig die Erklärung dafür liefert, warum bei sehr vielen Krebsarten die ersten Metastasen in der Lunge auftauchen.
Hamer bestreitet gänzlich die schulmedizinische Theorie des Abtransports der Krebszellen über das Blut und glaubt stattdessen, dass die sogenannten Metastasen gar keine sind. Sie seien einfach weitere Tumoren, die aufgrund der Übermittlung der Krebsdiagnose ausgelöst worden wären.

Andere Patienten reagieren mit einem Selbstwerteinbruch auf die schreckliche Nachricht und entwickeln „Metastasen“ in den Lymphknoten oder in den Knochen, die mit dieser Thematik assoziiert sind.

Leberkrebs ist laut Hamer die Folge eines Verhungerungskonflikts. Ich hatte einmal eine Klientin, die aufgrund von Darmproblemen eine strenge Diät halten musste und mit Sicherheit einen Verhungerungskonflikt hatte. Sie sprach fast von nichts anderem als von den Lebensmitteln, die sie nicht essen durfte und jammerte, dass sie überhaupt nicht mehr wüsste, was sie kochen sollte. Tatsächlich stellte man schließlich einen Lebertumor bei ihr fest. Ich nehme Hamers Listen seit vielen Jahren immer wieder gerne zur Hand. Nicht, um Vorhersagen zu treffen, sondern um bei vorhandenen Problematiken meine eigene Deutung abzusichern. Selbst dann, wenn es sich nicht um Krebserkrankungen handelt. Erst vor kurzem hatte ich überhaupt keine Idee, was hinter den Blasenproblemen meines eigenen Hundes stecken könnte. Ich las bei Hamer nach und fand die

Notiz: *„Probleme das Revier zu markieren“*. Ich war wirklich baff. Tatsächlich bin ich beruflich viel unterwegs und meine Hündin begleitet mich, es ist sehr gut vorstellbar, dass sie das belastet.

Wenn Sie das Thema interessiert, kann ich Ihnen das Buch *„Das Meta-Medizin Handbuch“* von Johannes Fisslinger und Rüdiger Dahlke empfehlen.

Nun aber zu einigen Klientenbeispielen.

Hautkrebs am Beispiel von Manfred

Bei Manfred hatte alles mit einem kleinen schwarzen Muttermal begonnen, das ihn gestört hatte, weil es am Hosenbund rieb. Sein Hautarzt entfernte es und weil es nicht ganz regelmäßig gefärbt war, schickte er zur Absicherung ins Labor. Das Ergebnis war niederschmetternd, es handelte sich um ein malignes Melanom, also bösartigen Hautkrebs. Sofort wurden weitere Untersuchungen eingeleitet, zwei weitere Melanome wurden identifiziert und sofort eine Chemotherapie eingeleitet. Als ich Manfred kennenlernte, lag das neun Monate zurück. Im Schulter und Nackenbereich zeichneten sich faustgroße Beulen unter seiner Haut ab und in Leber, Knochen und Lunge waren Metastasen festgestellt worden. Es waren keine weiteren Therapien geplant und die Ärzte hatten ihm vorgeschlagen, sich in ein Hospiz einweisen zu lassen. Man gab ihm nicht die geringste Heilungschance und rechnete bereits in den nächsten Tagen und Wochen mit seinem Ableben.

Wie so viele Male zuvor wünschte ich mir, er wäre schon vor einigen Monaten zu mir gekommen. Besonders tragisch in diesem Fall: Manfred war 23 Jahre alt. Um es gleich vorweg zu nehmen: ich habe ihn nur zweimal gesehen, er ist tatsächlich sechs Wochen später verstorben. Trotzdem hatte ich das Gefühl, dass unsere kurze gemeinsame Arbeit fruchtbar war. Es ging nicht mehr darum, irgendwelche Bäume auszureißen. Manfred hatte nicht mehr die Kraft, seine Ernährung komplett umzustellen, radikal zu entgiften oder seine Verhaltensmuster zu ändern. Aber unsere Gespräche waren wichtig und führten dazu, dass er seiner Mutter noch gestehen konnte, dass er homosexuell war. Ich war die erste Person, der er sich anvertraute und es tat mir weh, wie sehr er sich offensichtlich dafür schämte. Zu seiner Mutter hatte er ein ganz besonders inniges Verhältnis und er fürchtete nichts mehr, als sie schwer zu enttäuschen. Sie habe schon vor Jahren begonnen, von ihren zukünftigen Enkelkindern zu sprechen, sagte er mir.

Das Unterbewusstsein beeinflusst unsere Erlebnisse

Wenn ich in Vorträgen und Seminaren von Klientenbeispielen erzähle, ergeben sich oft hitzige Diskussionen. Viele Menschen können sich nicht vorstellen, wie stark unser Unterbewusstsein den Körper beeinflusst.

Andere sind schockiert davon, dass harmlose Bemerkungen den Lebensweg einer anderen Person scheinbar einschneidend verändern können.

„Ist Manfreds Mutter also Schuld an seinem Tod, nur weil sie gerne Enkelkinder gehabt hätte?“, wurde ich gefragt, als ich davon berichtete.

Nein, das ist sie nicht. Ich würde die Angelegenheit eher umgekehrt interpretieren.

Manfred schämte sich so sehr für seine Homosexualität, dass er sich weder Verwandten noch Freunden anvertrauen konnte. Er gab sogar vor, sich für Mädchen zu interessieren, um keinen Verdacht zu erregen. Er wollte nicht anders sein, als die anderen Jungs in seinem kleinen Ort. Er wollte dazugehören und was vielleicht noch schlimmer war, er fand für sich überhaupt kein stimmiges Bild, wie seine Zukunft ausschauen sollte.

Wenn jemand dermaßen in der Box seiner Glaubenssätze und Konflikte gefangen ist, ergeben sich im Außen immer Dinge, die ihn darin noch bestätigen. Ich glaube also nicht, dass die Bemerkungen seine Krankheit ausgelöst haben, sondern dass sie sich aus seiner tiefen

Selbstverurteilung entwickelt hat. Der Wunsch seiner Mutter war dann nur eine von unzähligen Kleinigkeiten, mit denen er sich selbst bewies, wie unnormal er war.

Die Haut offenbart Geheimnisse

Sehr oft zeigt es sich in der Haut, wenn ein Mensch sich bewusst oder unbewusst für etwas schämt. Das Gemeine an Hautkrankheiten ist ja, dass sie in der Regel deutlich sichtbar sind. Ganz im Sinne der Wippe möchte der Mensch etwas verbergen, der Körper schreit aber permanent: *„Schaut alle her, hier ist etwas nicht in Ordnung!"* Alle können es sehen, sogar Wildfremde. Bei der Deutung von Hautproblemen, egal ob es sich um Akne, Ausschläge, Neurodermitis Schuppenflechte oder Krebs handelt, ist es für mich deshalb wichtig herauszufinden, ob der Betroffene davon peinlich berührt ist. Wenn ja, ist es ein Hinweis darauf, dass es da auch noch etwas anderes gibt, was nicht an die Oberfläche kommen soll, weil es als äußerst brisant empfunden wird.

Als Manfred mir bei unserem zweiten Treffen erzählte, er habe ein offenes Gespräch mit seiner Mutter gehabt, freute ich mich riesig. Es war keine Überraschung, dass sie es gar nicht schlimm gefunden und auch längst geahnt hatte. Ihm war anzusehen, was für eine Last damit von seinen Schultern gefallen war. Endlich konnte er sicher sein, dass er genau so geliebt wurde, wie er wirklich war.

So unwahrscheinlich es klingt, aber vor mir saß ein wirklich glücklicher Mensch. Natürlich hätte ich mir damals gewünscht, noch mehr für ihn tun zu können, aber wahrscheinlich ist es nicht das Ziel einer jeden Seele, so lange als möglich im Körper zu bleiben. Wenn das was erledigt werden musste, erledigt ist, zieht sie weiter.

Das ist nur Spekulation, ein Erklärungsversuch. Aber es fühlt sich tatsächlich für mich so an, als wäre Heilung nicht in allen Fällen das Ziel der Arbeit mit meinen Klienten. Manchmal habe ich einen anderen Auftrag. Irgendeine andere Perspektive zu geben, ein Fenster zu öffnen oder einfach nur ein Stück weit zu begleiten.

Brustkrebs am Beispiel von Sigrid

Als ich Sigrid kennenlernte, war sie körperlich noch gesund, aber es ging ihr nicht wirklich gut. Ich kannte ihren Mann schon länger und er hatte sie überredet, einmal zu mir zu kommen. Sie war Ende 30 und machte auf mich einen verbitterten Eindruck. Alles was sie erzählte war negativ und sie lächelte nie beim Sprechen. Sie berichtete mir, dass ihre Ehe schlecht war, immer stritten sie nur, vor allem über die Erziehung der beiden Kinder. Demzufolge waren auch die Kleinen nicht ganz einfach, sie schienen Sigrid gänzlich zu überfordern. Zudem machte sie sich starke Vorwürfe, weil sie wegen einer immer wiederkehrenden Brustentzündung ihre kleine Tochter nicht stillen konnte.
Häufig erwähnte sie ihren Vater, er schien eine wichtige Schlüsselrolle in ihrem Leben zu spielen. Er wohnte in der Nachbarschaft und kam täglich vorbei, um sich um seine Enkel zu kümmern. Sigrid wollte das eigentlich nicht, andererseits wollte sie es ihm aber auch nicht verbieten. Wenn sie ehrlich war, hätte ihr die Entlastung eigentlich gutgetan, doch sie konnte sich nicht erlauben, die Dinge so laufen zu lassen, wie sie nun einmal waren. Was immer ihr Vater mit seinen Enkelkindern machte, war irgendwie verkehrt, denn Sigrid hasste ihn aufgrund von Erlebnissen in ihrer eigenen Kindheit, die sie ihm nicht verzeihen konnte.

Als sie sieben Jahre alt war, erkrankte ihre Mutter an Brustkrebs und ein schlimmer Leidensweg begann. Der Vater unterstützte die Kranke – zumindest aus Sicht des Kindes - in keinster Weise. Er war sehr schroff zu ihr und suchte so oft als möglich das Weite, um sich abzulenken. Sigrid war viel mit ihrer Mutter allein und hätte ihr gerne geholfen, aber sie konnte nicht. Als sie davon sprach wurde offensichtlich, dass sie nicht nur dem Vater bis zu einem gewissen Grad die Schuld am Tod der Mutter gab, sondern auch sich selbst, weil sie es nicht geschafft hatte, zu helfen. Es war ein grausames geistiges Gefängnis in dem sie sich da befand, das mit der Realität vielleicht gar nicht besonders viel zu tun hatte. Die Gefühle, die die erwachsene Frau mit sich herumtrug, hatten sich aus den Interpretationen eines Volksschulkindes entwickelt.

Immerhin saß sie nun vor mir und zeigte damit Willen, etwas zu verändern. Sie wünschte sich mehr Lebensfreude und war bereit an sich zu arbeiten. Von meiner Idee, sich zumindest innerlich mit ihrem Vater auszusöhnen, um ihren Groll hinter sich lassen zu können, war sie allerdings wenig begeistert.

Schon bald sollte sich die Lage jedoch zuspitzen, denn bereits als wir uns das zweite Mal sahen, brachte sie wirklich schlechte Nachrichten mit. Sie war wegen eines Knotens in der Brust zum Frauenarzt gegangen und es hatte sich schnell herausgestellt, dass es sich um einen Tumor handelte. Es war bereits beschlossen, dass noch vor der geplanten Operation mehrere Chemotherapiezyklen durchgeführt werden sollten. Der Termin für den ersten stand bereits fest.

Trotzdem sie diese Behandlung in den nächsten Wochen und Monaten stark beanspruchte, ließ sie sich von mir begleiten. Sofern es ihre Kraft erlaubte, führten sie zwischen den Krankenhausbesuchen Entgiftungsmaßnahmen durch und wir redeten stundenlang am Telefon. Sigrid vollzog eine Persönlichkeitswandlung, von der ich mir gewünscht hätte, dass sie auch ohne die Krankheit möglich gewesen wäre.

Eine Aussöhnung kann manchmal nur über die Wiederholung der Situation erfolgen

Mir kam es vor, als würde sich die Geschichte ihrer Mutter wiederholen, nur mit dem bedeutenden Unterschied, dass der Vater diesmal anders mit der Situation umgehen konnte. Vermutlich kam es so auf beiden Seiten zur Heilung vieler alter Wunden. Er begleitete sie ständig, fuhr sie zu verschiedenen Therapeuten und Arztterminen und übernahm die Kosten, wenn etwas privat zu bezahlen war. Wann immer nötig, passte er auf die Kinder auf, kochte für die ganze Familie, saß an ihrem Bett, hielt ihr die Hand und streichelte sie. Niemals zuvor hatte es zwischen den beiden Körperkontakt gegeben. Er konnte der Vater sein, den sie sich immer gewünscht hatte und sie konnte es annehmen.

Leider ging dann alles sehr schnell. Nur wenige Wochen nach der Brustkrebsdiagnose wurde ein Tumor in der Bauchhöhle gefunden, der aufgrund seiner Lage schnell operativ entfernt werden sollte. Wundheilungsstörungen verhinderten ein Verheilen der Bauchwunde und Sigrid starb schließlich an einer schweren Infektion.

Wie bei anderen Fällen davor und danach hatte ich das Gefühl, dass hier ein Mensch nicht trotz, sondern wegen der schulmedizinischen Therapien gestorben war. Natürlich ist das nur Spekulation und in Wahrheit ist es vielleicht sogar völlig unerheblich. Eigentlich glaube ich daran, dass eine Seele nur dann den Körper verlässt, wenn sie es so beschlossen hat. Weil das erledigt ist, was sie sich vorgenommen hatte und weil es so und nur so für den großen Zusammenhang richtig und wichtig ist. Mir gefällt der Gedanke, dass wenn eine Seele vorzeitig diese Welt verlässt, es auf die Dauer des Seelenlebens gesehen womöglich nichts anderes ist, als wenn mein Mann heute

Abend ohne mich weggeht. Weil wir uns danach ohnehin wieder treffen und den Weg gemeinsam gehen. Und 30 Jahre oder 50 vielleicht für eine Seele weniger als unbedeutende fünf Minuten sind.

Ich glaube an diese Dinge. Nicht weil ich sie beweisen kann, sondern einfach nur weil es mir besser geht, wenn ich es tue und weil ich nur so verkraften kann, was täglich passiert. Und hier rede ich nicht nur von den tragischen Lebensgeschichten meiner Klienten, sondern auch von den Geschehnissen auf der ganzen Welt.

Dr. Ryke Geerd Hamer führt Brustkrebs übrigens auf einen sogenannten Streit-Sorge-Konflikt zurück. Damit ist ein Konflikt mit einer Person gemeint, für die man sich auch verantwortlich fühlt. Bei Sigrid war das ganz klar der Fall. Einerseits war da die längst vergangene Situation mit ihrer Mutter und andererseits warf sie sich auch vor, selbst eine schlechte Mutter zu sein, weil sie ihre Tochter nicht stillen konnte.

Brustkrebs am Beispiel von Daniela

Um auch ein Krebsbeispiel mit gutem Ausgang zu geben, möchte ich noch von Daniela erzählen. Auch Daniela hatte Brustkrebs und einen Streit-Sorge-Konflikt, wenn auch ganz anderer Art. Sie war Ende 40, hatte drei Kinder und war voll berufstätig. Sie war offen, blitzgescheit und vielseitig interessiert und ich mochte die Dynamik, die sie ausstrahlte. Sie gehörte zweifelsohne zu den Menschen, die hohe Ansprüche an sich selbst, aber auch an andere stellen. Ein wichtiger Mensch in ihrem Leben konnte diese Ansprüche jedoch nicht erfüllen und das war ihr Mann. Sie sagte, sie hätte das Gefühl, in ihm ein viertes Kind zu haben und sämtliche Belange aller Familienmitglieder alleine regeln zu müssen. Trotzdem sie sehr reflektiert war und sich gewählt ausdrückte, merkte ich doch, dass sich eine ziemliche Wut in ihr angestaut hatte. *„Als hätte man vergessen, ihm einen eigenen Motor einzubauen. Er kommt fünf Jahre nicht auf die Idee, sich eine neue Hose zu kaufen, wenn der Abfluss verstopft ist, bemerkt er es noch nicht einmal. Ich muss ihn mindestens zwei Wochen lang täglich zweimal erinnern, bevor er etwas dagegen unternimmt und dass man Abende anders als vor dem Fernseher verbringen kann, liegt außerhalb seines Vorstellungsvermögens."*

Lebensumstände sind kein Zufall

Zugegeben, das was sie da erzählte, hörte sich nicht nach einem Mann an, den ich gerne zu Hause gehabt hätte, doch ich glaube nicht an Zufall. Der Verdacht lag nahe, dass auch Daniela ihren Teil zu den Mustern beigetragen hatte, die sich da im Verlauf vieler Jahre eingeschlichen hatten. Ganz offensichtlich übernahm sie gerne Verantwortung.

Wenn man sich die Verantwortung als Paket vorstellt, hatte Daniela also das gesamte Familienpaket in der Hand. Etwas, das in vielen Haushalten vorkommt, sofern die Verantwortungsbereiche nicht ganz bewusst aufgeteilt werden. Die „Träger“ sind dann meist ziemlich verärgert über ihre Mitmenschen, doch diesen sind die Hände gebunden. Wenn einer das Päckchen hat und festhält, können es die anderen nicht nehmen. Auch nicht teilweise. Hier kommt wieder die gemeine Regel zum Tragen, dass derjenige am meisten zu lernen hat, der den größten Leidensdruck hat. In diesem Fall war das ganz klar Daniela.
Sie musste lernen, das Verantwortungs-Paket abzugeben und zwar nicht, indem sie ihrem Mann damit hinterherlief und genau kontrollierte, was er damit machte, sondern indem sie es einfach abstellte und sich nicht mehr weiter darum kümmerte. Eine denkbar schwere Aufgabe für sie, die Schritt für Schritt erarbeitet werden wollte.

Die versteckten Vorteile einer Situation aufdecken

Zunächst einmal führte ich ihr vor Augen, dass sie, aus dem wie sich die Situation momentan darstellte, bei weitem nicht nur Nachteile davontrug. Menschen wie sie ziehen einen großen Selbstwert daraus, die Führungsrolle zu übernehmen. Oft steckt die Einschätzung dahinter, dass niemand anderer in der Lage wäre, sich so gut um die Angelegenheiten zu kümmern, wie die Person selbst es vermag. Sämtliche Mitmenschen werden also chronisch unterschätzt und hochmütig von oben herab betrachtet.

Daniela konnte das was ich da sagte annehmen. Sie hörte mir zu, war zunächst betroffen, erkannte dann aber, dass da was Wahres dran war und wollte an sich arbeiten. Das ist nicht selbstverständlich, denn viele reagieren derart, dass sie sagen, das sei totaler Blödsinn, schließlich wollten sie ja nur helfen und wären die glücklichsten Menschen wenn das nicht notwendig wäre. Würden sie aufhören, sich um alles zu kümmern, würde gar nichts mehr funktionieren, sie hätten es ja bereits unzählige Male probiert.

Die Verantwortung wirklich abgeben

Bei genauerem Nachforschen stellt sich dann aber immer heraus, dass in diesen Fällen die Verantwortung nur scheinbar abgegeben wurde. Das Päckchen wird kurz abgestellt, der bisherige Träger bleibt aber in der Nähe und beobachtet messerscharf, was sich ereignet. Bereit, sofort wieder einzuspringen, sofern nicht binnen kürzester Zeit genau das passiert, was seiner Meinung nach zu passieren hat. Kein Wunder, dass keiner aus dem Umfeld aktiv wird. Alle wissen im Voraus, dass sie es gar nicht richtig machen können und sich für etwaige Bemühungen nur gnadenlose Kritik anhören müssen. *„Das war ja klar, dass das so ausgeht"*, heißt es dann und der Rudelführer ist wieder befriedigt, auch wenn er noch so glaubwürdig vorgibt, unter der schweren Verantwortung zu leiden. Viel schwerer würde es ihn treffen, müsste er die Erfahrung machen, dass die Welt sich auch ohne sein Eingreifen weiterdreht. Deswegen lässt er es gar nicht so weit kommen und gibt nichts wirklich aus der Hand.

Für Daniela erarbeiteten wir ein Schritt-für-Schritt-Programm, denn sie war zwar bereit an sich zu arbeiten, aber die soeben beschriebenen Muster waren ziemlich stark ausgeprägt bei ihr. Sie traute ihrem Mann und ihren Kindern sehr wenig zu und konnte es sich nicht vorstellen, bestimmte Aufgabenbereiche einfach abzugeben. Also sollte sie sich zunächst einmal in Selbstbeobachtung üben, um herauszufinden, in welchen Bereichen es ihr besonders schwer fiel, Kontrolle abzugeben und in welchen ein wenig leichter. Ich ließ sie

Buch führen und ihren Auflistungen Punkte zwischen eins und zehn zuteilen.
Daraus wurde ersichtlich, dass es wesentlich leichter für sie sein würde, ihren Mann zum Einkaufen zu schicken (3 Punkte), als ihn die Hausaufgaben ihres jüngsten Sohnes beaufsichtigen zu lassen (9 Punkte). Ihn den Zeitpunkt für das Rasenmähen selbst bestimmen zu lassen, lag mit 5 Schwierigkeitspunkten in etwa dazwischen.

Das mag lächerlich klingen, ist es aber nicht. Es ist wichtig, sich seine Macken bewusst zu machen, auch und gerade dann, wenn man nicht stolz darauf ist. Eine Leistung, die nur ganz wenige Menschen wirklich vollbringen.

Parallel dazu sollte Daniela üben, ihrem Mann und ihren Kindern liebe, wertschätzende Dinge zu sagen. Also solche Sachen wie: *„Das hast du gut gemacht.“*, *„Damit hast du mir sehr geholfen, vielen Dank.“ „Ich bin stolz auf dich.“ „Da kann ich mir wirklich eine Menge von dir abschauen.“*, usw.

Wertschätzen statt meckern

Die Übung hat zum Ziel, die überhebliche Position zu verlassen und selbst wieder stärker die Vorzüge der anderen wahrzunehmen. Sie ist sehr wirkungsvoll und fällt den meisten sehr, sehr schwer. Ist das nicht eigentlich unglaublich? Wir alle brauchen Wertschätzung. Für unseren Selbstwert und sogar für unser Immunsystem. Wir genießen es, wenn wir sie bekommen und bringen sie oft selbst kaum über die Lippen. Stattdessen wird am laufenden Band gemeckert und wenn nicht gemeckert wird, wissen die anderen ja eh, dass alles passt.

Vielleicht haben Sie Lust, einmal zu überprüfen, ob bei Ihnen in Sachen Wertschätzung noch ein bisschen Luft nach oben wäre. Ihre Umwelt wird es Ihnen danken und bekanntlich kommt ja zurück, was man aussendet.

Zwischen Schwäche und Stärke Ausgleich schaffen

Die letzte Übung, die ich Daniela in unserer ersten Sitzung auftrug, war öfter mal bewusst um Hilfe zu bitten. Auch da, wo es eigentlich vielleicht gar nicht wirklich notwendig war. Um einen Ausgleich auf ihrem Brett herbei zu führen, sollte sie sich auch schwach zeigen und ihrer Familie die Gelegenheit geben, sich stark fühlen zu können. Starke Menschen haben oft das Gefühl, dass sie allen helfen, aber keiner ihnen hilft. Das ist selbst verursacht, denn sie hinterlassen meist den Eindruck, keine Hilfe zu brauchen. Sie suggerieren ihren Mitmenschen, dass sie ohnehin alles selbst am Besten können, weswegen es gar niemand wagt, seine Hilfe auch nur anzubieten.

Wenn man sich selbst erst daran gewöhnen muss, sich von anderen helfen zu lassen, sollte man in ganz unbedeutenden Bereichen beginnen. Sich zum Beispiel vom Ehemann etwas herunterreichen lassen, wo man sonst auf den Stuhl gestiegen wäre oder den anderen einfach mal um seine Meinung bitten. *„Gefällt es dir, was ich heute anhabe?"*
(Achtung: Bitte hier bei einer falschen Antwort nicht gleich wieder in die Mecker-Falle tappen.) Auf diese Art und Weise konnte auch Daniela sukzessive ihre Hemmungen überwinden und schließlich kam der Tag an dem sie sagen konnte: *„Kannst du heute mit Sebastian die Hausaufgaben machen, ich würde gerne mit Margit zum Essen gehen."*

Danielas Körper unterstützten wir selbstverständlich mit Entgiftungsmaßnahmen, weil das neben der Konfliktbewältigung im Falle einer Krebserkrankung einfach das Um und Auf ist.

Die Geschichte ging so aus, dass sie seit einem Jahr als geheilt gilt, sich aber von ihrem Mann getrennt hat. Als sie das erste Mal bei mir war, hatte sie das Thema kurz angesprochen. Sie meinte, sie spiele schon länger mit dem Gedanken fühle sich aber nicht bereit. Außerdem würde sie es nicht übers Herz bringen, ihren Mann im Stich zu lassen.

Auch in dieser Aussage spiegelte sich die Tatsache, dass sie ihn nicht wirklich für voll nahm. Als sie das gelernt hatte, konnte sie eine eigenverantwortliche Entscheidung treffen. Mit ihren Kindern ist Daniela natürlich weiter aufgefordert, darauf zu achten, nicht in alte Muster zurück zu rutschen. Aber wie ich sie kenne, wird sie auch diese Herausforderung mit Bravour meistern.

Gedanken zur Chemotherapie

Dem aufmerksamen Leser wird nicht entgangen sein, dass ich für mich persönliche niemals eine Chemotherapie in Anspruch nehmen würde und dass ich generell wenig von dem schulmedizinischen Ansatz halte, wichtige Regulationsreaktionen des Körpers einfach zu unterdrücken.

Mein Job bringt es mit sich, dass ich sehr oft Menschen gegenüber sitze, die gezwungen sind, sich mit der Entscheidung auseinander zu setzen, ob sie eine Chemotherapie machen sollen oder nicht. Die Therapie ist stark angstbesetzt, aber der Arzt nennt den Betroffenen in der Regel keine Alternative. Oft wird sogar Druck ausgeübt. Auch wenn die Chemo einmal begonnen wurde, aber schlecht vertragen wird, kommen immer wieder Zweifel auf. Ist die Therapie womöglich gefährlicher als die Krankheit selbst? Sollte man lieber abbrechen und doch etwas anderes probieren?

Hier bin ich für viele die Ansprechpartnerin und war aufgefordert, intensiv in mich zu gehen, um diesen Menschen eine wertvolle Hilfestellung geben zu können. Meine persönliche Meinung ist in der Arbeit mit meinen Klienten vollkommen unwichtig. Es geht einzig und allein darum, die beste Lösung für den Betroffenen zu finden.

Eine Lösung finden, mit der Verstand und Gefühl einverstanden sind

Verstand und Gefühl müssen in Einklang gebracht werden. Der Klient muss voll hinter seiner Entscheidung stehen können, sonst sinken die Heilungschancen beträchtlich, vollkommen unabhängig von der Art der Behandlung. Wenn ich jemandem von der Chemotherapie abraten würde, der aus Verzweiflung zu mir kommt, aber an und für sich von der Schulmedizin überzeugt ist, wäre ich ihm eine schlechte Hilfe. Ich würde ihn nur verunsichern und ihm ein ungutes Gefühl machen. Deshalb meine ich es absolut ehrlich, wenn ich sage, dass ich das niemals tun würde.

Sogar die Schulmedizin erkennt mittlerweile schon an, dass die geistige Haltung ausschlaggebend bei der Heilung ist. Der Geist steht innerhalb des Systems an der Spitze der Hierarchie. Er stellt die Weichen.
Eigentlich sollten wir deshalb alles was wir tun begeistert tun. Also mit unserem Geist. Erst recht natürlich wenn es um die Gesundheit geht, womöglich sogar ums Überleben. Ist der Geist nicht mit von der Partie, ist das Unternehmen wenig erfolgversprechend.

Die innere Haltung wird sich immer bestätigen

Ich schreibe das deshalb, weil es mir so oft passiert, dass da jemand vor mir sitzt, der sagt: *„Diese Chemo bringt mich noch um, ich halte das nicht mehr aus."* Ich verstehe das und kann es jedem nachfühlen.
Trotzdem: Wovon man überzeugt ist, wird sich im Leben immer wieder bestätigen. Wenn jemand denkt, dass die Chemo ihn umbringen wird, ist die Chance denkbar hoch, dass sie das auch tatsächlich tun wird. Die Wahrscheinlichkeit erhöht sich mit jedem Mal, mit dem das gedacht oder ausgesprochen wird.

Umgekehrt gilt aber auch: Wenn Sie aus voller Überzeugung heraus eine Entscheidung treffen, wird sie sich mit Sicherheit als gut erweisen.
Nicht weil es nur eine richtige und eine falsche Möglichkeit gibt und Sie zufällig aufs richtige Pferd gesetzt haben, sondern weil Sie mit Ihrer Überzeugung, die Sache zum Erfolg bringen.

Jede Entscheidung kann die richtige sein

In meinem Buch „No Drama – vom konstruktiven Umgang mit mächtigen Emotionen“ habe ich den Entscheidungen ein ganzes Kapitel gewidmet. Es geht darin unter anderem um die vier Auswahlmöglichkeiten, die Sie immer mindestens haben.

Richtig wird nur das, was Sie dazu machen.

So oft sieht es so aus, als gäbe es zwei Alternativen. Eine ist richtig und eine ist falsch, nur man weiß es leider erst hinterher. Das ist eine der größten Illusionen, die ich kenne. Wenn Sie sich einfühlen und auf verschiedene Beispiele Ihres Lebens zurück blicken, werden Sie das nachvollziehen können. Zum Beispiel habe nach meiner Scheidung sehr gelitten, aber nicht wegen der Scheidung, sondern weil ich mit meiner Entscheidung gehadert habe. Hätte ich mich nicht scheiden lassen, wäre es mir genauso schlecht gegangen. Ich könnte hier unzählige ähnliche Beispiele allein aus meinem eigenen Leben anführen.

Es geht einzig und allein darum, eine Entscheidung aus vollem Herzen zu treffen. Ohne Plan B.

Hindernisse sind keine Hinweis darauf, dass man an dieser Stelle umdrehen sollte, denn auch auf einem anderen Weg wären früher oder später Zweifel aufgetaucht. Stattdessen sollte man sich sagen: *„Ich wusste, dass es die eine oder andere Schwierigkeit geben würde, das bestärkt mich umso mehr. Das ist der Weg, für den ich mich entschieden habe.“* Der Erfolg wird sich dann mit Sicherheit einstellen, es ist lediglich eine Frage der Zeit.

Keine Energie für Zweifel verschwenden

Was bedeutet das nun im Zusammenhang mit der Chemotherapie? Jemand der sich für diese Form der Behandlung entschieden hat, sollte wissen, dass sie ihn retten wird. Punkt. Ohne Wenn und Aber.

Das ist nicht einfach aber phänomenal wichtig. Energie und Zeit für Zweifel darf es hier nicht geben. Stattdessen Dankbarkeit für jedes einzelne Medikament, verbunden mit der Vorstellung, wie es den ganzen Körper reinigt und befreit. Eine gute Übung ist es zum Beispiel, die Medikamente vorher in die Hand zu nehmen, damit der Körper schon vorab mit der Energie in Berührung kommt. Dann kann ein Segen und ein Dank gesprochen werden. Genauso wie das Medikament selbst, sollten auch die Nebenwirkungen gesegnet werden.
Wer das nicht kann, weil Angst und Zweifel zu groß sind, sollte sich aus meiner Sicht lieber nach Alternativen umsehen.

Wenn es um Leben und Tod geht, ist kein Platz für Halbherzigkeiten.

Das gleiche gilt, wenn ein alternativer Weg eingeschlagen wird. Auch hier empfiehlt es sich, wirklich an die eigene Entscheidung zu glauben. Ständige Gedanken wie: *„Ob das richtig war? Hätte ich nicht doch besser tun sollen, was der Arzt gesagt hat?"*, behindern nur den Heilerfolg jeglicher Therapien. Selbstverständlich gibt es auch nicht nur schwarz oder weiß, sondern jede nur denkbare Möglichkeit der Kombination.

Die Einstellung entscheidet über die Heilung

Wie man sich auch entscheidet, der Weg durch eine schwere Erkrankung ist mit Sicherheit kein Spaziergang, aber mit Entschlossenheit ist er zweifelsfrei zu bewältigen. Im Laufe der Jahre habe ich

Menschen auf den verschiedensten Wegen begleitet. Ich bin solchen begegnet, denen keiner mehr eine Chance gegeben hat und die ganz ohne eigentliche „Therapie“ gesund geworden sind. Sie haben sich zurückgezogen, sind in Kontakt mit sich selbst und der Natur gegangen und haben ihr zukünftiges Leben geplant. Ich habe andere kennengelernt, die nur einen klitzekleinen Knoten irgendwo hatten und trotz (oder wegen?) der schwersten Geschütze innerhalb weniger Wochen verstorben sind. Ich habe solche gesehen, die die Chemo recht gut vertragen und überstanden haben und solche die sie abgebrochen und auch überlebt haben. Ich bin mir ziemlich sicher, dass die Überlebenden von ihrer Entschiedenheit, ihrem Lebenswillen und ihrer Bereitschaft zu Veränderung gerettet wurden und nur am Rande von den begleitenden Therapiemaßnamen.

Dass es leichtsinnig oder gar dumm ist, auf die Strapazen der Chemotherapie zu verzichten, würde ich so nicht unterschreiben und ich halte es für missbräuchlich, Menschen in einer Notlage aufgrund eigener Interessen in irgendeine Richtung drängen zu wollen.

Nicht nur Alternativtherapeuten sondern auch Ärzte sind meiner Meinung nach Dienstleister, deren oberstes Interesse es sein sollte, den Wünschen des Kunden bzw. Patienten bestmöglich zu entsprechen.

Sollten Sie irgendwann in die Lage kommen, in Sachen Gesundheit eine schwerwiegende Entscheidung treffen zu müssen, fühlen Sie sich ein, entscheiden Sie sich und gehen Sie dann Ihren Weg. Ganz egal welchen die anderen gehen und ganz egal, was die anderen dazu sagen.

Ach ja, noch etwas ganz Wichtiges: Eine Entscheidung zu treffen heißt nicht, dass man sich nicht auch wieder umentscheiden kann. Selbstverständlich kann eine begonnene Therapie auch wieder abgebrochen werden, allerdings sollte auch das mit Entschiedenheit passieren.

Was ich Ihnen einfach sagen möchte: Solange Sie einen Weg gehen, gehen Sie ihn mit ganzem Herzen. Wenn Sie das nicht mehr können, gehen Sie woanders lang.

Was auch immer Sie tun, wird dann genau das Richtige sein.

Der höhere Sinn von Krankheit

Wenn Sie das Buch bis hierher gelesen haben, können Sie mit Sicherheit schon ganz gut nachvollziehen, warum ich der Meinung bin, Krankheiten sind sinnvoll. Umso mehr, je unangenehmer sie sich anfühlen.
Über den Sinn auf der materiellen und der geistig-seelischen Ebene habe ich nun ausführlich geschrieben, jetzt wenden wir uns noch dem sogenannten höheren Sinn von chronischen und/oder schweren Erkrankungen zu. Darunter verstehe ich einen Zweck, der über die persönlichen Interessen des Betroffenen hinausgeht. Denn was ist, wenn es gar nicht Ihre Privatsache ist, ob Sie gesund sind oder nicht?

Wer profitiert davon, wenn Sie gesund sind?

Vielleicht haben Sie Kinder, für die es einen echten Unterschied macht, ob Sie sich wohlfühlen, ob Sie ausgeglichen sind und die Energie haben, etwas mit ihnen zu unternehmen. Denken Sie auch daran, was Sie ihnen vorleben. Sollen Ihre Kinder lernen, dass es normal ist, Beschwerden zu haben und dass das Leben einfach kein Wunschkonzert ist? Es gilt als erwiesen, dass viele Krankheiten, die man zunächst für genetisch bedingt gehalten hat, einfach *„erlernt"* wurden. Auf unbewusster Ebene werden die Symptome der Eltern oder Großeltern einfach nachgeahmt.

Wollen Sie ihnen nicht viel lieber zeigen, dass Gesundheit und Glück ein natürlicher Zustand sind?

Ihre gesamte Umgebung profitiert davon, wenn es Ihnen gut geht. Ihr Partner, Ihre Eltern, Ihre Arbeitskollegen, Kunden, Freunde, vielleicht sogar die Nachbarn und so weiter. Vielleicht haben Sie Haustiere oder Pflanzen, die sogar davon abhängig sind, dass sie gesund sind und womöglich macht es einen Unterschied für die Erde, weil Sie sich im Umweltschutz engagieren. (Tatsächlich profitiert die Erde und das Trinkwasser zum Beispiel davon, wenn Sie keine Medikamente benötigen, die ins Abwasser gelangen.)

Man kann diese Gedanken auch weiter spinnen. Es könnte doch sein, dass in der Zukunft unzählige Leute, die Sie heute noch gar nicht kennen, einen Vorteil davon haben, wenn Sie ein gesundes Leben führen oder erfolgreich Ihren Heilungsweg beschreiten. Sie könnten ein Buch über ihre Erfahrungen schreiben, vielleicht einen Blog oder Sie halten Vorträge. Es wäre möglich, dass Sie sogar den Beruf wechseln, um anderen zu helfen. Vielleicht sind Sie aber auch Lehrer und erzählen einfach nur Ihren Schülern von Ihren Erlebnissen, die davon so beeindruckt sind, dass sie noch ihren Enkeln davon berichten.

Sie wissen was ich meine, man kann nie wirklich wissen, wie weitreichend die Auswirkungen unseres Tuns sind.

Es entspricht meiner tiefsten Überzeugung, dass alles im Leben grossen, großen Sinn macht, auch wenn wir uns manchmal ziemlich blöd anstellen, wenn es darum geht, ihn zu erkennen. Wenn Krankheit sinnvoll ist, muss auch unsere Existenz als Ganzes sinnvoll sein.

Jeder hat einen Auftrag

Das Dasein eines jeden Einzelnen verfolgt einen ganz konkreten Zweck. Jeder ist mit einem Geschenk hierher gekommen, das es zu teilen gilt, einem Auftrag, den nur er oder sie auf genau diese Art erfüllen kann. Genauso wenig wie es nur Sie betrifft, ob sie gesund sind, ist es Ihre Privatsache, ob sie Ihre Bestimmung leben. Ihre

Bestimmung ist Ihre Aufgabe hier im Leben. Nicht nur für Sie selbst. Es geht um viel mehr als nur um Ihre eigenen Befindlichkeiten. Es geht darum, Ihre Rolle auszufüllen, der Welt mit Ihrer Einzigartigkeit zu dienen. Das was Sie können, können nur Sie.

Wenn Sie sich längerfristig davor drücken, wird Ihr Körper Sie mit dem einen oder anderen Symptom zu erinnern versuchen. Und wenn Sie nicht zuhören, wird er lauter sprechen.

Man könnte diesen Zusammenhang auch ganz anders erklären: Wir wissen alle, wie schlecht es ist, wenn man etwas Negatives nicht äussert. Immer nur runterschluckt, anstatt auszusprechen, was schon lange nicht mehr passt. Es ist mindestens genauso schlecht, etwas Positives einzusperren und abzuwürgen. Talente nicht zu leben und Ideen verkümmern zu lassen. Die Energie, die das System dafür zur Verfügung stellt, stagniert und blockiert das System. Jegliche Form von Energie muss fließen, herein und hinaus. Unabhängig davon, ob wir subjektiv eine Einteilung in Gut und Böse vornehmen, die dem Leben fremd ist.

Heilung kann oft erst dann passieren, wenn die Lebensaufgabe erfüllt wird

Ob man diese Dinge nun glaubt oder nicht, in der Praxis zeigt sich ganz deutlich dass in ganz vielen Fällen vollständige Heilung erst dann eintreten kann, wenn eine Hinwendung zur Lebensaufgabe erfolgt. Vielleicht fragen Sie sich jetzt, woher Sie wissen sollen, was Ihr spezieller Auftrag ist. Wenn dem so ist, habe ich im Abschlusskapitel einen Tipp für Sie.

Auch familiäre Muster auflösen kann zur Bestimmung gehören

Genauso kann es zur Bestimmung gehören, durch eine innere Wandlung Frieden zurück in ein Familiengefüge zu bringen oder Muster aufzulösen, die vielleicht schon seit Generationen weitergereicht werden.
Eine Klientin von mir, namens Teresa, war mit 32 Jahren zum vierten Mal in einer Beziehung gelandet, in der sie schlecht behandelt und betrogen wurde. Was ihr zum Zeitpunkt unserer ersten Begegnung noch gar nicht bewusst war, war, dass sie einfach fortführte, was ihr ihre Mutter und sogar ihre Großmutter vorgelebt hatten. Beide waren an Krebs verstorben, nachdem sie keinen anderen Ausweg gesehen hatten, sich aus ihren unglücklichen Ehen zu lösen. Schon als Kind hatte Teresa für sich beschlossen, sich niemals so von einem Mann behandeln zu lassen, weswegen sie sich mehrmals trennte. Doch auch wenn der Partner wechselte, so konnte sie doch dem familiären Muster nicht entfliehen und fand sich immer wieder in genau der gleichen Situation wie ihre Vorfahren. Als ich ihr sagte, dass Sie hier aussteigen müsste, schaute sie mich mit großen Augen an.
„Was kann ich denn noch mehr tun, als mich zu trennen?“, fragte Sie mich.

Fehlsichtigkeit kann einen Hinweis geben, worauf man den Blick lenken soll

Körperlich war sie übrigens weitgehend gesund, wenn man von ihrer gravierenden und rapide schlechter werdenden Kurzsichtigkeit absah. Genau die wollte ihr jedoch einen wichtigen Hinweis geben. Ihre Augen zeigten ihr genau, wo sie hinschauen sollte, nämlich auf ihre eigene Nasenspitze. Dass sie ihre Gegenüber nur mit aufwändigen Sehhilfen wahrnehmen konnte, machte deutlich, dass es dort nichts zu sehen gab. Teresa versuchte stattdessen ständig, dort die Ursache für ihr Unglück zu finden. Wie sonst hätte sie glauben können, mit einer Trennung wäre ihr Problem gelöst?

Auch mit diesem Hinweis stieß ich bei ihr zunächst einmal auf heftige Gegenwehr. *„Hätte ich vielleicht bleiben und mich schlecht behandeln lassen sollen?"* Grundsätzlich ist nicht unbedingt etwas dagegen einzuwenden die Beziehung zu beenden, nur ist das sicher nicht die einzige Maßnahme, die ergriffen werden sollte, da eine schlechte Beziehung ja nur den inneren Zustand der beiden Beteiligten spiegelt. Es ist aber auch möglich, dass mit etwas Bereitschaft zu Veränderung der eigenen Haltung ein Zusammenbleiben möglich wird.

Eigenverantwortung als Grundvoraussetzung

Das Programm das für Teresa also auf dem Stundenplan stand, trug die Überschrift: *Eigenverantwortung übernehmen.* Sie musste dringend damit aufhören, ihren Männern die Schuld für ihren Gefühlszustand in die Schuhe zu schieben. Zugegeben, wenn da jemand ist, der sich nach allen Regeln der Kunst daneben benimmt, ist es oft wirklich schwer nachzuvollziehen, dass man hierfür selbst verantwortlich sein soll. Verantwortung zu übernehmen heißt aber ja nicht, was der andere tut für gut zu befinden, sondern das Steuer wieder in die Hand zu nehmen. Im eigenen Seelenfrieden unabhängiger zu werden vom Außen und es zumindest bestmöglich für sich zu nutzen, wenn man schon in eine unangenehme Situation gerät.
Teresas Impuls zu fliehen ist absolut nachvollziehbar, aber nachdem sie mit dieser Taktik schon dreimal an die Wand gefahren war, war es allerhöchste Zeit die Taktik zu ändern.

Eine der ersten Übungen die ich ihr mitgab war, dass sie sich immer, wenn ihr Mann sie gerade zur Weißglut brachte, folgenden Satz im Stillen vorsagen sollte. *„Für alles was ich sehe, für alles was ich höre, für alles was ich fühle und für alles was hier passiert, übernehme ich jetzt sofort die volle und alleinige Verantwortung."* Der Satz entstammt dem Ho´oponopono und hilft dabei, nicht in die Rolle des kleinen, hilflosen Opfers zu rutschen. Wann immer ich ihn gedanklich wiederhole, geht es mir sofort besser und ich werde wieder klarer.

Klare Kommunikation schafft Respekt

Dann sprachen wir über ihre Art zu kommunizieren. Wie ganz viele Frauen neigte sie dazu, ihre Botschaften auf sehr emotionale Art zu übermitteln und sich auch zu wiederholen. Kennen Sie vielleicht auch solche Sätze wie: *„Ich hab dir schon tausendmal gesagt……."*

Wenn ja, ist es kein Wunder, wenn Sie nicht gehört werden. Wer Sie schon kennt, weiß genau, es wird keine weitere Konsequenz als Wiederholung 1001 eins nach sich ziehen, einfach nicht zu reagieren.

Weil wir Menschen soziale Wesen sind, entwickelt sich automatisch eine Rangordnung, wenn zwei oder mehr Menschen zusammenkommen. Oft entscheidet es sich bereits beim Händedruck, spätestens aber nach den ersten gesprochenen Sätzen, wer hier der Anführer ist. Eines ist gut zu wissen: Der, der emotionsgeladener ist, führt NIEMALS. Auch wenn Sie zunächst die Führungsrolle innehatten, verlassen Sie sie umgehend, wenn Sie emotional reagieren. Sie büßen an Respekt ein und werden nicht mehr ernst genommen. Beobachten Sie einmal echte Führungspersönlichkeiten. Sie zeichnen sich durch eine stabile Gemütslage aus und lassen sich nicht durch Kleinigkeiten wie unpassende Bemerkungen auf die Palme bringen.

Hier gab es eine Menge Übungsbedarf für Teresa. Schritt für Schritt lernte sie, in Streitgesprächen nicht sofort zurück zu schießen. Stattdessen gelang es ihr zunehmend, einfach zuzuhören, über das Gehörte nachzudenken und sich bestmöglich in die Lage des anderen hineinzuversetzen. Ihre eigenen Botschaften übermittelte sie erst dann, wenn ihre Emotionen abgeklungen waren. Möglichst ruhig und nur ein einziges Mal, mit der inneren Bereitschaft, nötigenfalls Konsequenzen zu ziehen.

In die Rolle des neutralen Beobachters schlüpfen

Das hört sich übrigens wesentlich schwieriger an, als es ist. Wie alles andere muss man es nur ein wenig üben. Es hilft auch, sich vorzustellen, man sähe die Position als neutraler Beobachter von außen. Dann wird es unmittelbar klar, dass es nicht das Geringste bringt, den Partner heulend oder zeternd davon zu überzeugen, dass man es nicht aushält, ständig betrogen zu werden. Es ist wichtig, zunächst einmal für sich selbst klar Stellung zu beziehen. Was soll erreicht werden? Soll die Beziehung unbedingt erhalten werden, egal was passiert? Dann bitte nicht mit Trennung drohen, weil der Partner die innere Haltung stärker wahrnehmen wird, als die gesprochenen Worte. Besteht allerdings der Wunsch nach einer verlässlichen, treuen Allianz, ist es vernünftig zu kommunizieren, dass es einem damit ernst ist und einmal konkret nachzufragen, ob der andere das auch möchte oder eben nicht.

Auch für Teresa klärten wir ab, was für ein Ziel sie in ihrer Partnerschaft erreichen wollte. Nachdem sie eigentlich am liebsten sofort davon gelaufen wäre, aber nicht schon wieder den gleichen Fehler machen wollte, räumte sie sich selbst einen Zeitraum von sechs Monaten ein. Man konnte ihre Situation nämlich auch so interpretieren, dass sie hier eine optimale Trainingsmöglichkeit hatte, um das zu lernen, was sie sich offensichtlich auf der Seelenebene vorgenommen hatte. Heimlich ernannte sie ihren Mann zu ihrem Trainer, um für sich selbst bestmögliche Voraussetzungen zu schaffen, irgendwann ihre Wunschbeziehung führen zu können.

Es dauerte dann doch nur vier Monate, bis sie sich ganz sicher war, dass nun der richtige Zeitpunkt war um zu gehen. Für sie verlief die Trennung recht ruhig. Durch ihre neue Klarheit, ließ sie sich in das Drama ihres Mannes weder hineinziehen, noch versuchte sie, ihn heraus zu holen. Schon bald hatten sie keinen Kontakt mehr miteinander.

Etwa zwei Jahre später schickte mir Teresa eine Email. Sie schrieb, dass sie in der Zwischenzeit ein glücklichen Single-Daseins geführt habe, (so lange wie niemals zuvor in ihrem Leben) sich jetzt aber wieder verliebt habe und sich rasend auf die Beziehung freue. Da sei nicht diese Panik, die da sonst immer gewesen war. Das Gefühl ihrer verstorbenen Mutter gegenüber habe sich auch verändert. Sie könne sie jetzt besser verstehen, sei aber trotzdem stolz darauf, ihren eigenen zukünftigen Kindern eine ganz andere Art von Beziehung vorleben zu können. Ich bin mir sicher, dass sie das schaffen wird.

Auch meine Krankheit hat mich zu meiner Bestimmung geführt

Die Geschichte, die mich im Zusammenhang mit Heilung und Bestimmungsfindung am allermeisten beeindruckt hat, war naturgemäß meine eigene.

Ich wusste schon als Fünfjährige, dass ich Tierärztin werden wollte, ich liebte mein Studium und arbeitete gern in der Tierklinik. Trotzdem stand es offensichtlich auf meinem ganz persönlichen Lehrplan, auch noch die größeren Zusammenhänge von Seele, Geist und Körper kennenzulernen. Niemals wäre ich jedoch auf die Idee gekommen, das was ich gelernt hatte, zu hinterfragen, wenn ich nicht die Erfah-rung gemacht hätte, dass mir die Schulmedizin über so viele Jahre in meiner eigenen Krankheit nicht weiterhelfen konnte.

Also suchte ich weiter, lernte wieder Vieles und probierte aus. Langsam fielen alle Puzzlesteine ineinander. Rund wurde das Bild, als ich mich dazu entschließen konnte, meinen anerkannten Beruf gegen eine Zukunft einzutauschen, die mir zunächst große Angst einjagte, weil ich von dem was ich stattdessen machen wollte, noch gar kein genaues Bild hatte. Ich wusste nur, dass ich die medizinischen Ansätze nicht mehr vertreten konnte. Aber wie sollte ich mein Geld verdienen? Als was sollte ich mich überhaupt bezeichnen und wer sollten meine Kunden sein? Aus heutiger Sicht bin ich mehr als froh, dass ich es gewagt habe. Es zu tun, war der letzte notwendige Schritt in ein absolut gesundes und rundum glückliches Leben. Kein Wunder, dass ich mir nicht hatte vorstellen können, dass es einen Job gibt, in dem ich wirklich alles einbringen kann, was mir am meisten Freude bereitet. Hätte mir jemand vor 15 Jahren gesagt, womit ich einmal mein Geld verdienen würde, hätte ich ihn für verrückt erklärt. Lassen Sie sich also nicht irritieren, wenn da irgendetwas aus Ihnen heraus will, für das Sie keine vernünftige Job-Beschreibung haben.

Vom Banker zum Trommelcoach

Einem guten Freund von mir ging es ganz ähnlich. Viele Jahre verausgabte er sich im Banken- und Projektmanagement und wurde schließlich von einem Burnout in Kombination mit einem mehrfachen Bandscheibenvorfall niedergestreckt. In der erzwungenen Auszeit erfolgte ein gründliches Umdenken. Er entdeckte seine Begeisterung für das Trommeln und entwickelte schließlich ein geniales Teambuilding-Konzept, mit dem er sich auf Schülergruppen und die Pädagogenfortbildung spezialisierte. Mittlerweile ist sein Unternehmen zu einem internationalen Franchise-Konzept herangewachsen. Noch viel bedeutsamer ist aber, dass er mit seinen Trommeln unzähligen Kindern hilft, ihre Lernfähigkeit zu steigern und die Erfahrung zu machen, wie es sich anfühlt, wichtiger Teil eines Teams zu sein und gemeinsam ein großartiges Ziel zu erreichen. Was die Kinder aus einem solchen Workshop mitnehmen, werden sie vielleicht ihr ganzes Leben nicht vergessen. (Nähere Infos finden Sie auf www.power-drums.com).

Für mich eines von unzähligen Beispielen dafür, wie unermesslich es ist, worauf sich eine persönliche Veränderung auswirken kann, die ohne den entsprechenden Leidensdruck ziemlich sicher ausgeblieben wäre.

Berufswechsel als häufiger Teil der Genesung

Ich denke, dass wahrscheinlich etwa 30 Prozent der Menschen, die ich in den letzten Jahren begleitet habe, auf ihrem Genesungsweg auch irgendwann den Beruf gewechselt haben. Die meisten davon hatten schon jahrelang gespürt, dass ihre Tätigkeit sie nicht mehr glücklich machte, doch sie fanden den Absprung nicht. Wenn dann aber neben der vorhandenen Unzufriedenheit auch noch gesundheitliche Probleme auftauchen, bahnt sich seinen Weg, was schon länger an die Oberfläche wollte. Oft ist das eine Form von Kreativität oder ein starker Wunsch für andere Menschen da zu sein.

Eine Kundin, die auch zu einer sehr guten Freundin geworden ist, hatte immer schon eine Begabung für Handarbeiten gehabt. Sie strickte und häkelte nicht nur, sie konnte aus einem Fließ selbst Wolle spinnen und Teddybären nähen, die aussahen, als wären sie von einer Maschine gefertigt. Als ich das erste Mal einen von ihnen sah, konnte ich nicht glauben, dass er handgemacht war. Sie können sicher nachvollziehen, dass diese Frau sich trotz ihres aussergewöhnlichen Talents überhaupt nicht vorstellen konnte, damit ihren Lebensunterhalt zu verdienen. Doch die Frustration in ihrem Angestelltenjob wurde immer größer. Sie sah keinen Sinn in dem was sie tat und fühlte sich als Mensch nicht wahrgenommen.

Dann kam dieses Wochenende, an dem sie Hals über Kopf in die Klinik musste, weil sie sich vor Bauchschmerzen nur so krümmte. Die Ärzte konnten ihr nur Schmerzmittel geben. Sie fanden eine entzündlich verdickte Darmschlinge und hatten keine Erklärung, warum ausgerechnet dieses eine kleine Darmstück dermaßen entzündet war, während alles andere in bester Ordnung war. Trotzdem passierte etwas ganz Bedeutsames: meine Freundin sah plötzlich ihren Weg ganz klar vor sich. Sie wollte Menschen das Spinnen beibringen. Was für eine verrückte Idee, oder?

Also besorgte sie sich mehrere Spinnräder und nahm Kontakt mit verschiedenen Schaf- und Alpakabauern auf. Sie erfuhr, dass viele von ihnen ihre Fließe wegwarfen, weil niemand sich dafür interessierte. Und zu ihrer eigenen Überraschung gelang es ihr problemlos, Menschen für dieses alte Handwerk zu begeistern. Was sie damit tut, ist so viel mehr als ihrer eigenen Leidenschaft nachzugehen. Sie erhält ein Wissen für dich Nachwelt, das kaum noch einer hat und das Gefahr läuft, verloren zu gehen. Sie hilft ihren Kunden, wieder einen Bezug zu den einfachen Dingen des Lebens zu bekommen. Sie zeigt ihnen, was für ein Unterschied es ist, ob man Kleidung trägt, die mit viel Liebe und Engagement selbst gefertigt wurde oder solche, die von missmutigen, ausgebeuteten Menschen produziert und vielleicht von einem fünfjährigen indischen Kind gefärbt wurde. Sie schenkt ihnen das Erfolgserlebnis, etwas wirklich Sinnvolles mit ihrer Freizeit anzufangen und anschließend ein wunderschönes Produkt in den Händen zu halten. Und sie ehrt die Mühe der Bauern und Tiere.

Mittlerweile ist sie so erfolgreich, dass sie schon bald ruhigen Gewissens ihr Angestelltenverhältnis hinter sich lassen kann. Mit ihrem Darm hat sie übrigens nach diesem Wochenende nie wieder Schwierigkeiten gehabt. Nähere Infos über Barbara und ihre Arbeit unter www.wollwerkstatt-myrahof.com .

Der Dünndarm entscheidet, was gebraucht wird und was nicht

Wenn es im Dünndarm Probleme gibt, ist das ein Hinweis darauf, dass der „Darmbesitzer" nicht (mehr) weiß, was ihm gut tut und was nicht. Das ist es nämlich, was dieses Organ zu tun hat. Nachdem hier der größte Teil der Nährstoffresorption passiert, muss hier ständig entschieden werden, was aufgenommen werden soll und was ausgeschieden wird.

Meine spinnende Freundin Barbara ist ein wunderbares Beispiel für all jene, die ihre Leidenschaften kennen, aber aus finanziellen Gründen (noch?) einem Brotberuf nachgehen müssen. Mit dem, was ich hier schreibe, möchte ich Sie keinesfalls auffordern, von heute auf morgen alles hinzuschmeißen und auszusteigen. Dadurch würden Sie sich nur einem enormen Druck und Ängsten aussetzen, die jede Kreativität blockieren würden.

Ein Ziel definieren und losmarschieren

Ich möchte Sie aber einladen, die Entscheidung zu treffen, ein Ziel zu verfolgen und heute mit der Umsetzung zu beginnen. Fangen Sie genau dort wo Sie stehen sofort damit an, mehr von dem in Ihr Leben zu integrieren, was Sie sich wünschen. Ihre Träume sind Wegweiser, verraten Sie sie nicht, indem Sie sofort abwiegeln, wenn einer hochkommt. *„Das kann sowieso nie klappen."* Wo steht das geschrieben?

Sicher ist nur das Eine, dass es nicht klappen kann, wenn Sie es nicht für möglich halten. Wenn Sie zum Beispiel gerne als Therapeutin anderen Menschen helfen würden, derzeit aber als Verkäuferin beschäftigt sind, schenken Sie Ihren Kunden ein offenes Ohr, üben Sie, über unsympathische Fassaden einfach hinweg zu sehen und den wahren Kern der Menschen wahrzunehmen. Und drücken Sie ihnen Ihre Wertschätzung aus. Seien Sie eine heilsame Verkäuferin, an die sich die Kunden gerne erinnern werden. Sorgen Sie dafür, dass jeder Einzelne das Geschäft glücklicher verlässt, als er es betreten hat.

Alles schön und gut, aber in Ihrem Job geht das beim besten Willen nicht?
Gut, vielleicht sind Sie tatsächlich der einzige Mensch, bei dem es nicht funktioniert. Es gibt ja immer Ausnahmen. Überprüfen Sie aber noch einmal ganz genau, ob Sie sich da nicht selbst in die Tasche lügen und ob Sie nicht vielleicht in Zukunft ein wenig lösungsorientierter denken möchten.

Wenn Sie aber darauf warten, dass sich die äußeren Umstände verändern, um dann sofort aktiv zu werden, verrate ich Ihnen im Vertrauen, dass Sie da lange warten werden. Zunächst muss die Veränderung im Innen passieren, dann wird sich das Außen automatisch nachordnen. Aber glauben Sie mir nichts, probieren Sie es lieber aus.

Häufige Fragen

Ich habe seit zwei Jahren Krebs und die Ärzte bewerten meine Situation als hoffnungslos. Eine Freundin hat mir jetzt eine Alternativtherapeutin empfohlen, die angeblich schon vielen in einer ähnlichen Lage geholfen hat. Wie kann ich herausfinden, ob es noch Sinn macht, eine Therapie zu beginnen oder ob ich nur Geld zum Fenster hinauswerfe und meine Energie auf falsche Hoffnungen verschwende?

Es gibt hier nichts herauszufinden, sondern eine Entscheidung zu treffen. Ob Sie in Ihrer Situation noch etwas erreichen können, liegt nicht an der Person der Therapeutin oder deren Fachrichtung. Und es ist vollkommen unerheblich, was die Ärzte zu Ihnen sagen, denn sie können nur über die Möglichkeiten ihrer Methoden sprechen. Wie mächtig Ihr Geist ist und wieviel Lebenswillen noch in Ihnen steckt, können sie nicht beurteilen. Ausschlaggebend ist allein Ihre innere Einstellung. Wollen Sie leben? Haben Sie noch Ziele und Perspektiven für Ihre Zukunft? Gibt es Menschen für die es sich lohnt, noch länger zu verweilen? Wenn ja, dann versuchen Sie alles, um das auch zu erreichen.

Es gibt keine falsche Hoffnung und mit dem Geld, um das Sie sich Sorgen machen, können Sie auch dann nichts mehr anfangen, wenn Sie sterben. Wenn ich ehrlich bin, hört sich Ihre Frage für mich so an, als hätten Sie sich schon aufgegeben. Gehen Sie noch einmal tief in sich und treffen Sie eine echte Entscheidung.

Meine Mutter lässt sich nach dem Tod meines Vaters völlig hängen. Trotz ihrer 72 Jahre war sie bisher sehr agil und lebensfroh. Seit Vater tot ist, ist sie von heute auf morgen zum Pflegefall geworden.

Sie steht nicht mehr auf, wäscht sich nicht und macht sich nichts zu essen. Vom Arzt hat sie Beruhigungsmedikamente bekommen, die sie in rauen Mengen in sich hineinwirft. Täglich muss ich nach der Arbeit zu ihr fahren und alles für sie erledigen. Dabei ist sie noch nicht einmal ansprechbar. Ich schimpfe viel mit ihr und sage ihr, dass sie sich zusammennehmen soll, weil sie sonst auch in wenigen Wochen sterben wird. Auch ich leide unter dem Verlust, habe drei Kinder und bin berufstätig. Ich habe weder die Kraft noch die Lust, meiner Mutter weiterhin dabei zuzusehen, wie sie sich selbst zerstört. Was kann ich tun?

Es gehört zu einem der schwierigsten Lernprozesse, dass man andere nicht beeinflussen kann. Zumindest nicht auf die Art, die für uns die naheliegendste wäre, nämlich mit Erklärungen, Bitten oder Vorwürfen. Bei nahen Angehörigen kann das eine große Herausforderung sein, am schwersten ist es bei den eigenen Kindern. Im Gegenteil ist es so, dass die spürbare Erwartungshaltung den anderen erst recht daran hindert, das zu tun, was offensichtlich so notwendig wäre. Doch hierzu ist eines ganz klar zu sagen: Wir können niemals wissen, was für Lernprozesse sich ein anderes Wesen vorgenommen hat. Das, was wir für uns als richtig erfahren haben, muss für den anderen nicht richtig sein. Vielleicht haben Ihre Mutter und Ihr Vater auf der Seelenebene verabredet, unmittelbar hintereinander zu sterben, weil sie schon wieder andere Pläne haben. Sie haben jedoch eine einzige wunderbare Chance, auf Ihre Mutter einzuwirken. Leben Sie ihr vor, was Sie ihr bisher mit Worten vermitteln wollten. Zeigen Sie ihr, dass man auch dann, wenn man einen schweren Verlust erlitten hat, ein selbstbestimmtes und glückliches Leben führen kann. Hören Sie auf, Verantwortlichkeiten herumzuschieben, auch wenn es noch so verständlich ist. Sie werden damit das Gegenteil von dem bewirken, was Sie sich erhoffen. Je mehr Sie ihrer Mutter abnehmen, umso weniger wird sie selbst tun. Erklären Sie ihr klar und ehrlich, was Sie bereit sind zu tun. Das sollte keinesfalls mehr sein als das, was Sie mit Ihrem eigenen Alltag vereinbaren können. Tun Sie das, was Ihre Mutter Ihrer Meinung nach tun sollte und achten Sie in erster Linie auf sich selbst. Tun Sie es für sich selbst und nicht, um etwas zu bewirken. Je weniger Sie hierbei erwarten, umso mehr kann passieren.

Ich reagiere total sensibel auf jede noch so kleine Störung. Sehr viele Nahrungsmittel vertrage ich nicht richtig oder nur in kleinen Mengen. Wenn ich mich ärgere, reagiert mein Körper sofort mit Übelkeit und wenn das Wetter wechselt, bekomme ich Kopfschmerzen. Auch erkältet bin ich relativ oft. Wie kann ich es schaffen, robuster zu werden?

Der erste Schritt für eine Veränderung ist ja immer das Annehmen der jetzigen Situation. Ich kann den Ball nur in die von mir gewünschte Richtung spielen, wenn ich ihn zuvor aufgefangen habe. Vielleicht erleichtert es Ihnen das Annehmen, zu wissen, dass mit den Störfaktoren der heutigen Zeit, erhöhte Sensibilität eigentlich der gesunde Normalzustand wäre. Bei den ganzen Giften, die wir zum Beispiel über unsere Nahrung aufnehmen, ist es eher unnormal, wenn der Körper darauf nicht reagiert. Meine Erfahrung in der Praxis zeigt deutlich, dass diejenigen, deren Körper immer gleich deutlich aufzeigt, wenn ihm etwas nicht gefällt, in der Regel lebenslang vor schweren Komplikationen wie Krebs, Schlaganfall, etc. gefeit sind, weil diese sich ja nur entwickeln, wenn sich über längere Zeit ein Missstand unbemerkt aufschaukeln konnte. Öfter schon ist jemand vor mir gesessen, dem man seine ungesunde Lebensweise bereits deutlich ansehen konnte und trotzdem hat er oder sie gesagt: *„Ich bin nie krank. Alle in meiner Umgebung können erkältet sein, ich bin immer gesund."* Das ist für mich dann ein deutliches Anzeichen, dass die Regulationsmechanismen in diesem Körper nicht mehr funktionieren. Er ist so überlastet, dass er sich nicht mehr reinigen kann. Wenn Sie daran zurückdenken, dass Krankheit ja eigentlich eine Reparatur ist, kann es bedeuten, dass der Körper schlicht unter Dauerstress steht, wenn er nie krank ist. Das wird nur eine gewisse Zeit gutgehen. Und irgendwann hört man dann: *„Ihm hat nie was gefehlt und auf einmal ist er umgefallen und war tot."* Seien Sie also froh und dankbar, dass ihr Körper nicht erst dann Zeichen gibt, wenn es eigentlich schon zu spät ist. Trennen Sie sich konsequent von dem Gedanken, dass Ihre Empfindlichkeit ein Zeichen von Schwäche ist. Versuchen Sie herauszuarbeiten, wie Ihnen die Empfindlichkeit dient und suchen Sie nach Alternativen, den Nutzen zu ziehen, ohne auf eine Art körperlich beeinträchtigt zu werden, die Ihnen nicht gefällt. Z.B. hat eine Klientin von mir herausgefunden, dass ihr Mann sie nur pflegt und die Kinder übernimmt, wenn sie Migräne hat. Also haben die beiden vereinbart, dass er das auch ohne Migräne drei Stunden in der Woche für sie tut und die Migräne konnte ausbleiben.

Seit zwei Jahren schmerzt meine rechte Hüfte regelmäßig. Meine Mutter kennt einen guten Masseur und möchte mich immer einladen, ihn aufzusuchen. Mich stören die gelegentlichen Schmerzen jedoch überhaupt nicht und ich habe schlicht keine Lust, etwas dagegen zu unternehmen. Ich möchte nichts anfangen, wo es mir dann vielleicht noch schlechter geht, wenn ich es nicht jede Woche mache.

Meine Mutter meint, ich würde Gefahr laufen, irgendwann über-

haupt nicht mehr gehen zu können und dann wäre es zu spät. Was meinen Sie dazu?

Zu mir in die Praxis sind früher oft Menschen gekommen, die von Angehörigen hergeschickt wurden. Manchmal wurde sogar der Termin gar nicht von dem Kunden selbst vereinbart, sondern von einer anderen wohlmeinenden Person. Mittlerweile vergebe ich solche Termine nicht mehr, sofern es sich nicht um Kinder handelt. Bei meiner Art von Arbeit ist es wesentlich, dass der Betroffene selbst einen starken Wunsch zur Veränderung spürt und auch bereit ist, selbst praktische Schritte zu setzen. Ich denke nicht, dass Sie etwas erreichen werden, wenn Sie nichts erreichen wollen. Und das ist nicht negativ gemeint. Wenn es für Sie so passt, dann passt es. Möglich, dass Sie eines Tages aufwachen und wissen: *„Jetzt reicht es, ab heute tue ich etwas dagegen."* Auch möglich dass daraus irgendwann tatsächlich ein Lernprozess erwächst, der dann aber wichtig ist. Ich finde, es ist grundsätzlich besser, auf die innere Stimme zu hören als auf die Außenwelt. Ich möchte Ihnen aber auch sagen, dass es durchaus auch Möglichkeiten gibt, Maßnahmen zu ergreifen, die nicht dauerhaft wöchentlich wiederholt werden müssen.

Vielleicht könnte die Botschaft, die ihr Körper für Sie hat, interessant sein und es bedarf gar keines großen Aufwandes, ihr zu entsprechen.

Es ist mir vollkommen bewusst, dass meine starken Schmerzen in den Beinen davon kommen, dass ich es nicht schaffe, mich aus meiner derzeitigen Lebenssituation zu lösen. Ich lebe seit meiner Scheidung vor vier Jahren bei meinem Exmann in einer separaten Wohnung auf seinem großen Gehöft. Es ist komisch, dass er nach wie vor alles über mein Leben weiß und ich alles über seines. Auch

wenn wir uns gegenseitige in Ruhe lassen, so habe ich doch das Gefühl, ich sollte mir lieber mein eigenes Leben aufbauen. Doch dann sind da so viele Ängste, die Wohnung ist schön und unsere Tochter hat so die Möglichkeit, mit uns beiden zu leben. Ich vermute, ich werde mich bald nicht mehr bewegen können, weil ich im übertragenen Sinne nicht endlich gehe. Was raten Sie mir?

Ich rate Ihnen, umgehend damit aufzuhören, sich selbst fertig zu machen. Machen Sie sich bewusst, dass nicht die äußere Situation Ihnen Schmerzen bereitet, sondern die Art, wie Sie sie interpretieren. Könnte es sein, dass Sie sich genauso schlecht fühlen würden, wenn Sie den Hof Ihres Exmannes verlassen würden? Sie hätten vermutlich Ihrer Tochter gegenüber ein schlechtes Gewissen und hätten vielleicht eine weniger angenehme Wohnsituation. Wenn Sie diese Frage mit *„Ja"* beantworten, erkennen Sie bitte, dass Ihr schlechtes Gefühl nicht durch Ihre Entscheidung zu bleiben entstanden ist, sondern dadurch, dass Sie scheinbar unbewusst beschlossen haben, sich schlecht fühlen zu müssen. Egal was Sie auch tun. Wie wäre es, wenn Sie entscheiden würden zu bleiben und auf dem Hof Ihres Exmannes Ihr Leben zu genießen? Ich bin mir sicher, dass die Schmerzen in Ihren Beinen nachlassen werden. Selbstverständlich können Sie auch gehen, aber das alleine wird keinen Unterschied machen. Ändern Sie Ihre innere Haltung. Erlauben Sie sich glücklich zu sein, obwohl oder gerade weil Ihre Ehe gescheitert ist.

Ich habe gesundheitliche Probleme und Schwierigkeiten in meiner Ehe. Die Kinder sind schon groß und brauchen mich nicht mehr. Mein Mann verdient gut, aber ich kann den Luxus nicht mehr genießen. Ich hätte gerne eine sinnvolle Aufgabe, weiß aber nicht welche. In meiner Position kann ich es mir nicht erlauben, niedrige Ar-

beiten zu verrichten, aber ich fürchte, dass ich in meinem Alter ohne Berufserfahrung keine anspruchsvolle Stelle bekomme. Ich habe überhaupt keinen Selbstwert mehr und es wird immer schlimmer. Was soll ich tun?

Ich habe in den letzten Jahren unzählige Menschen kennen gelernt, die trotz hoffnungslos anmutender Voraussetzungen Großartiges erreicht haben. Darunter z.B. eine alleinerziehende Mutter, die mit drei Kindern erst ihre Krebserkrankung hinter sich gelassen hat und dann eine florierende Selbständigkeit aufgebaut hat. Immer mit dem Ziel vor Augen, ihren Kindern eine schöne Zukunft zu ermöglichen. Oder eine Frau, die an den Rollstuhl gefesselt war und nun Yoga-Trainerin ist und noch viele andere mehr. Bei allem Respekt, Ihre Ausgangsbedingungen sind offensichtlich viel zu gut, um sich am Riemen zu reißen und Ihren Hintern von der Couch zu erheben. Sie haben alle Möglichkeiten. Sie können ein Studium beginnen, ein Einzelpersonenunternehmen aufbauen, ehrenamtlich Menschen helfen, die Wohnung täglich neu dekorieren, ein Buch schreiben oder die Kontakte Ihres Mannes nutzen, um sich eine Anstellung nach Ihrem Geschmack zu besorgen. Um nur einige zu nennen. Stattdessen baden Sie im Selbstmitleid. Hören Sie jetzt sofort konsequent auf damit und lenken Sie Ihre Aufmerksamkeit weg von dem wenigen, was in Ihrem Leben nicht nach Ihrem Geschmack ist, hin auf das, was Sie sich wünschen. Und dann handeln Sie.

Ins Handeln kommen

Das wertvollste Wissen wird Ihnen nicht helfen gesünder zu werden, wenn Sie es nicht in die Tat umsetzen. Wenn Sie mit dem, was Sie hier gelesen haben, etwas anfangen können und auch davon profitieren wollen, ist jetzt der richtige Zeitpunkt um zu handeln.

- Gehen Sie vor allem die Anfangskapitel noch einmal Punkt für Punkt durch. Stellen Sie sich die Frage, wozu Ihre Symptome Sie zwingen und wovon sie Sie abhalten. Schreiben Sie die Frage nieder, lassen Sie sie wirken und halten Sie fest, was an Antworten kommt. Überprüfen Sie genau, wo in Ihrem Leben Ungleichgewichte eingetreten sind und überlegen Sie sich, was Sie praktisch tun können, um einen Ausgleich herbei zu führen.
- Machen Sie es sich zur Gewohnheit, sich aufmerksam selbst zu beobachten und ihre Reaktionsmuster kennenzulernen. Finden Sie heraus, in welchen Situationen ihre Gewohnheiten die Kontrolle über Sie übernehmen. Nehmen Sie es zunächst zur Kenntnis und überlegen Sie dann, ob es auch Möglichkeiten gäbe, sich anders zu verhalten, die womöglich sogar zielführender sind oder sich angenehmer anfühlen. An dieser Stelle ist es mir wichtig, noch einmal in aller Deutlichkeit zu sagen, dass es niemals darum gehen soll, jemandes Persönlichkeit zu verändern und sich bestimmte Eigenschaften abzugewöhnen. Das Ziel ist es, freier zu werden und sich nicht mehr von Mustern steuern zu lassen. Es fühlt sich unglaublich gut an, wenn man je nach Situation und Tagesverfassung die beste Möglichkeit unter vielen frei

auswählen kann, anstatt auf einen bestimmten Reiz vollkommen automatisiert reagieren zu müssen.

- Unterlassen Sie jegliche Selbstkritik. Loben Sie sich selbst für alles, was Sie über sich herausfinden. Auch dann, wenn Sie nicht stolz darauf sind. Wir alle sind so wie das Yin-Yang-Symbol halb schwarz und halb weiß. Das ist völlig normal. Sie brauchen Ihre Schwächen nicht zu eliminieren. Wenn Sie sie kennen, werden Sie Schritt für Schritt lernen, konstruktiv damit umzugehen, sie vielleicht sogar manchmal zu einem Vorteil auszubauen.
- Setzen Sie täglich praktische Handlungen und behalten Sie ihr Ziel im Auge, aber üben Sie sich in Geduld. Nachhaltige Heilung ist ein Prozess, der in einem zeitlichen Verhältnis zu der Dauer steht, die die Beschwerden schon bestehen. Wenn Sie Ihre Symptome schon zehn Jahre lang haben, heißt das nicht, dass ihre Genesung ebenso lange dauert. Aber mit einem guten Jahr werden Sie dann auf jeden Fall rechnen müssen. Wenn Sie das jetzt deprimiert, halten Sie sich Folgendes vor Augen: Wenn Sie jetzt losmarschieren und kontinuierlich tägliche Schritte setzen, wird es Ihnen auch kontinuierlich besser gehen. Vielleicht dauert es noch eine Weile bis Sie völlig beschwerdefrei sind, aber Sie können sicher sein, dass Sie Ihr Ziel früher oder später erreichen. Wenn Sie nicht starten, kommen Sie nie an. Die Wahrscheinlichkeit ist denkbar gering, dass Sie morgen einen ersten Schritt setzen, wenn Sie es heute nicht tun.
- Verzichten Sie auf Ausreden. Machen Sie das was Sie tun nicht davon abhängig, ob andere Ihnen ihren Segen geben oder ob sie mitziehen. Es ist nicht Ihr Job, andere zu bekehren. Gehen

Sie einfach. Wenn es so sein soll, werden andere folgen, wenn nicht ist das auch in Ordnung. Verschwenden Sie nicht wertvolle Lebenszeit mit der Illusion, Sie könnten es nicht schaffen, weil Ihr Partner, Ihre Mutter oder wer auch immer Sie blockiert.
Nur Sie selbst können sich im Weg stehen. Hören Sie auf damit.

- Es ist völlig normal, dass ein großes und wichtiges Ziel zunächst unerreichbar erscheint. Natürlich werden Sie die Grenzen Ihrer Komfortzone überwinden müssen, sonst wären Sie ja schon dort, wo Sie gerne hin möchten. Nichts ist wirklich so schwierig wie es aussieht, bevor man sich auf den Weg gemacht hat. Sie müssen die Strecke nicht in einem großen Sprung bewältigen, sondern in unzähligen kleinen Schritten. Jeder dieser kleinen Schritte wird ohne weiteres für Sie zu bewältigen sein. Und natürlich können Sie jetzt den ganzen Weg noch nicht klar vor sich sehen. Es ist, als würden Sie sich mit dem Auto zu einem Ort aufmachen, an dem Sie noch nie waren. Also geben Sie einfach die Koordinaten in Ihr Navigationssystem ein und verlassen sich darauf, dass Sie geführt werden. Niemals würden Sie sich darüber beschweren, dass Sie nicht sofort von dem Gerät den ganzen Weg am Stück erklärt bekommen, das könnten Sie sich nicht merken.
  Auch im Leben ist es nur wichtig, sich auf den nächsten Wegabschnitt zu konzentrieren. Ist dieser erst einmal bewältigt, wird sich zeigen, wo es als nächstes langgeht. Ihr Unbewusstes ist nämlich ein Navigationssystem und wird Sie mit Sicherheit führen. Könnte es sein, dass Sie jetzt dasitzen

und denken: *„Aber ich kenne ja nicht einmal den ersten Schritt!! Womit soll ich den anfangen?“* Wann immer Sie auf Ihrem Weg nicht weiter wissen, greifen Sie auf folgende einfache Regel zurück. Formulieren Sie Ihre konkrete Frage, schreiben Sie sie auf und warten Sie was kommt. Wenn Sie alleine nicht weiter wissen, dann lassen Sie sich begleiten. Im Abschlusskapitel erfahren Sie noch ausführlich, wie eine Zusammenarbeit mit mir für Sie aussehen könnte.

- Und last but not least: Freuen Sie sich, auf das was kommt. Es lohnt sich wirklich, die Kommunikation mit dem Körper zu verbessern und die Verantwortung für die eigene Gesundheit zu übernehmen.

Was ich für Sie tun kann

Es ist völlig normal, dass man nicht jedes Problem ganz alleine bewältigen kann. Ein gesundes und glückliches Leben zu führen, ist vor allem deswegen nicht ganz einfach, weil es uns so gut wie niemand vorlebt.

Hatten Sie Eltern, die Ihnen vermittelt haben, dass das Leben ein Fest ist und dass man alles erreichen kann, wenn man nur will?

In unserer Gesellschaft bekommt man nicht gerade den Eindruck, dass Gesundheit ein Normalzustand ist. Es wird gezielt Angstmache betrieben und man wird zu diversen Maßnahmen genötigt, die mehr schaden als nützen. Auch wenn man schon gemerkt hat, dass irgendetwas faul ist an diesem System und dass man sich um die wichtigsten Dinge vielleicht lieber selbst kümmern sollte, ist man doch anfangs heillos überfordert.

Impulse von außen holen

Ich selbst halte es heute noch so, dass ich mich bei meinen eigenen Themen von einer Kollegin meines Vertrauens begleiten lasse. Ich habe die Erfahrung gemacht, dass ich – vor allem dann, wenn ich emotional in Aufruhr bin – gerne Wesentliches übersehe. Was mir bei anderen sofort ins Auge springt, kann ich bei mir selbst bisweilen nicht erkennen. Außerdem, warum sollte ich mich lange quälen, wenn wer anderer von außen sofort sieht, worum es geht und mir wichtige Impulse geben kann? Auch im Sinne der Wippe ist es mir wichtig, einen Ausgleich herzustellen. Ich gewähre oft Hilfe, da wäre es falsch, selbst keine anzunehmen.

Im kostenlosen Kennenlerngespräch die Sympathie checken

Wenn Ihnen das Buch gefallen hat und für Sie eine Zusammenarbeit mit mir in Frage kommt, haben Sie zunächst einmal die Möglichkeit, sich auf dieser Seite http://www.alexandrastross.com/arbeite-mit-mir/ für ein kostenloses und unverbindliches Kennenlerngespräch via Skype bei mir anzumelden. Ein solches Gespräch dauert circa zwanzig Minuten und bietet Ihnen die Möglichkeit festzustellen, ob ich Ihnen auch persönlich sympathisch bin. Die Erfahrung zeigt, dass dies ein ganz wesentlicher Faktor ist, wenn man gemeinsam etwas erreichen will.
Natürlich haben Sie auch die Gelegenheit, mir Ihr Problem zu schildern und erfahren anschließend, wie ich in Ihrem Fall konkret vorgehen würde.

Nach jedem Gespräch ein individuelles, schriftliches Strategieprogramm

Danach haben Sie dann die Möglichkeit, einzelne Sitzungen zu buchen oder aber ein Gesamtpaket, bei dem ich für sechs Monate als Ihre Beraterin an Ihrer Seite bin. Die Beratung kann persönlich an einem meiner Praxisstandorte in Oberösterreich oder im Burgenland stattfinden, oder weiterhin über Skype erfolgen. Nach jedem Gespräch, das zwischen 60 und 90 Minuten dauert, arbeite ich anschließend eine schriftliche Zusammenfassung für Sie aus. Darin können Sie alles nachlesen was wir besprochen haben und Sie erhalten praktische Übungen für die kommenden Wochen.

Durch die Praxisbeispiele in diesem Buch haben Sie ja bereits einen Eindruck erhalten, wie ich hierbei vorgehe. Es ist mir wichtig, Körper, Geist und Seele zu unterstützen, weswegen Ihr Strategieprogramm von der Entgiftungsanleitung über Körperübungen, bis hin zu mentalen Techniken und konkreten Hilfestellungen zur Verhaltensänderung alles beinhalten kann.

Selbstverständlich wird alles individuell für Sie und Ihr Problem ausgearbeitet und auch an Ihre Alltagsanforderungen angepasst. Ihr eigener aktiver Beitrag ist für mich die wesentlichste Grundvoraussetzung für einen nachhaltigen Heilungserfolg. Hilfe zur Selbsthilfe ist die Devise.

Das Feedback meiner Klienten zeigt mir, dass gerade diese schriftliche Ausarbeitung besonders wertvoll für sie ist. Sie können sich während des Gesprächs komplett entspannen und lesen mit etwas Abstand und veränderter Gemütslage vielleicht noch einiges heraus, was ihnen in der Sitzung entgangen ist. Viele von ihnen lesen auch nach Monaten immer wieder nach.

Ein Fachbuch über genau Ihr Problem

Gerade wenn Sie das Halbjahrespaket in Anspruch nehmen, entsteht in dieser Zeit quasi ein Fachbuch über genau Ihr Problem, das Ihnen noch jahrelang eine wertvolle Hilfe sein wird.

Wenn man davon ausgeht, dass körperliche Beschwerden eine Einladung zu einer Veränderung sind, dann kann diese Veränderung nur im Alltag des Betroffenen passieren. Der beste Therapeut der Welt wird Ihnen nicht dauerhaft helfen können, wenn Sie Ihre Verhaltensmuster, Lebensumstände und Ihre innere Haltung genauso beibehalten.
Jede ergriffene Maßnahme wird dann nach einer gewissen Zeit ihre Wirkung wieder verlieren. Und wenn das Problem wieder auftaucht,

kennen Sie selbst wieder keinen Ausweg und die Geschichte beginnt von vorne.

Dagegen gewinnen Sie nachhaltig, wenn Sie wissen, was Ihnen Ihre Symptome genau sagen wollen und Sie zudem eine konkrete Strategie an die Hand bekommen, wie Sie Schritt für Schritt in die Praxis umsetzen können, was notwendig ist.

- Was Sie hierbei erfahren, kann Ihnen keiner mehr nehmen und Sie werden es problemlos auch auf andere Themenbereiche übertragen können.
- Sie bekommen Ihre Gesundheit zurück, lernen eine Menge über sich selbst und Ihren Körper und wie Sie mit ihm kommunizieren können.
- Sie können den Ausweg aus Ihren Schwierigkeiten konkret nachvollziehen und gewinnen an Wissen, Unabhängigkeit und Selbstbewusstsein.
- Dadurch dass die Reaktionen Ihres Körpers für Sie verständlich und kalkulierbar werden, verlieren Sie Ihre Ängste.
- Gut möglich, dass Sie auf unserer gemeinsamen Reise sogar Ihre Lebensbestimmung kennenlernen, sofern dies noch nicht der Fall ist.

Das Bestimmungsseminar

Im Übrigen findet zu diesem Thema am 24. und 25. Oktober 2015 in Oberösterreich ein Seminar mit dem Titel: *„Das Geschenk deiner Symptome – Finde den Sinn deines Lebens“* statt. Die Teilnehmerzahl ist begrenzt, wenn Sie dabei sein wollen, reservieren Sie sich gleich auf dieser Seite Ihren Platz.

http://www.alexandrastross.com/kontakt/wochenendseminar-24-25-10-2015-oberoesterreich-das-geschenk-deiner-symptome/

Sollten Sie das Buch nach diesem Datum lesen, tragen Sie sich gerne auf meiner Seite www.alexandrastross.com in den Newsletter-Verteiler ein, um über aktuelle Seminare informiert zu werden.

Das Online-Coaching-Programm

Wenn Sie dagegen sehr selbständig sind, vielleicht sogar schon wissen woran Sie arbeiten sollten, aber Schwierigkeiten mit der praktischen Umsetzung Ihrer Ziele haben, dann empfehle ich Ihnen mein 30-Tage-online-Programm *„Hör auf krank zu sein"* Es beinhaltet tägliche Videos, Audios zum Nachhören und schriftlichen Unterlagen mit unzähligen praktischen Übungen, die sich ohne großen Zeitaufwand in den Alltag integrieren lassen. Schritt für Schritt führt es Sie zu Ihrem persönlichen Gesundheitsziel. Außerdem können Sie sich als Teilnehmer mit Gleichgesinnten in einer geheimen Facebookgruppe austauschen. Das Programm ist im Gesundheitsbereich bisher absolut einzigartig, da es die Prinzipien eines High-Performance-Coachings mit wertvollem Körperwissen kombiniert.

Informieren Sie sich auf dieser Seite:

http://www.alexandrastross.com/hoer-auf-krank-zu-sein-die-30-tage-challenge/

Der Normalpreis liegt bei 350 Euro, der gelegentliche Aktionspreis bei 197 Euro und anlässlich der Bucherscheinung gibt es das Programm **einmalig** und nur **bis Ende August 2015** für **nur 99 Euro**

Arbeit mit Kollegen

Sehr oft und sehr gerne arbeite ich auch mit Berufs-Kollegen, die entweder selbst noch mit dem einen oder anderen hartnäckigen Problem zu kämpfen haben, oder aber ihre eigene Arbeit um meine Methoden erweitern wollen. In diesem Fall hat das sechsmonatige Paket den wesentlichen Vorteil gegenüber anderen Ausbildungen, dass der Inhalt nicht starr ist, sondern ganz an die individuellen Wünsche angepasst wird.

Das Allerwichtigste

Grundsätzlich möchte ich aber eines ganz klar sagen: Ich bin dann die richtige Begleitung für Sie, wenn Sie wirklich etwas verändern wollen und auch die Bereitschaft haben, etwas dafür zu tun. Mit Menschen, die nur jammern und sich ein bisschen betüdeln lassen wollen, tue ich mir sehr schwer.

So, jetzt liegt es an Ihnen. Wollen Sie noch warten oder haben Sie die Nase voll? Heute könnte für Sie der erste Tag in einem ganz neuen Leben sein. Alles ist möglich, was Sie für möglich halten. Von Herzen wünsche ich Ihnen ein gesundes und glückliches Leben und würde mich freuen, wenn wir uns persönlich begegnen. Sie wissen ja, wo Sie mich finden.

Ihre Alexandra Stross

Empfehlenswerte Bücher zum Weiterlesen

No Drama – Vom konstruktiven Umgang mit mächtigen Emotionen
von Alexandra Stross

Natürliches Entgiften – Freiheit für Körper, Geist und Seele
von Alexandra Stross (Erscheinungsdatum Dezember 2015)

Krankheit als Weg
von Rüdiger Dahlke und Thorwald Dethlefsen

Chemotherapie heilt Krebs und die Erde ist eine Scheibe
von Lothar Hirneise

Krebs ist keine Krankheit
von Andreas Moritz

Das Meta-Medizin Handbuch
von Johannes R. Fisslinger und Rüdiger Dahlke